文成天縱

中醫古籍稀見稿抄本輯刊

ZHONGYI GUJI XIJIAN GAO-CHAOBEN JIKAN

40

李鴻濤 主編

广西师范大学出版社
GUANGXI NORMAL UNIVERSITY PRESS
·桂林·

第四十册目録

七、臨證各科

（五）眼科

邵氏懷幼切要二卷

〔清〕邵懋臣撰
清抄本

邵氏懷幼切要二卷

本書爲中醫兒科著作，又名《懷幼切要》《重正懷幼切要》。邵懋臣，明代新安人。黄虞稷《千頃堂書目》記載，邵氏另撰有《陰虚燮理篇》一卷。清代中期，本書由太醫院吏目吴志信和程紹、許成機校正後刊行。分爲上、下兩卷，上卷爲小兒形證歌、虎口三關紋説、脉指歌，後列胎毒臍風、夜啼、重舌、木舌、鵝舌、痘瘡等病證的診治；下卷爲吐、瀉、驚、疳積、癇、内傷、傷寒傷風、腹脹、腹痛、諸嗽、痢、瘧、水腫、丹毒、遺尿、黄疸、龜胸背、口疳、脱肛、淋濁等病證的診治。後附七十四首小兒門成方。全書共輯録效方、驗方近二百首，内容精要可取。

邵氏懷幼切要

目錄

目録

邵氏懷幼切要卷上

新安休陽邵懋臣著
吳志信
太醫院吏目同郡後學程紹校正
許成机
胡德仁
迪功郎歙邑汪元樑仝校梓

小兒形證歌

初生芽兒一塊血。須有形證也無脉。有驚當知是胎驚。有熱當知是胎熱。胎熱胎驚七日間。鎖肚青筋唇口撮。又有因邪客忤小兒。不乳一宵神自脱。若知难救命須臾。媼兒指甲並唇黑。子女初生小便血。原是胎中受热滑。孩兒兩目閉不開。或患丹瘡俱热極。目閉丹瘡消毒良。血出須用生地黃。又有初生便發泄。或將向火或加綿。神睛不穩目斜視。强舌反張深可憐。醫家若作驚風錯。但只涼心便安樂。酒宜少許地黃多。更加蚕蛻神必痊。芽兒未週不識驚忌他聲响不安寧。月内半週名襁褓。驚热須防漸变蒸。变蒸唇上白珠生。寒热吐乳清涼平。三十二日為一变。六十四日為一蒸。一十八次变蒸是方有脈息寸口生。变蒸諸病兼看面。左眼太陽右太陰。眉稜上下皆是木。準是中間鎮土星。耳間屬腎常生處。唇口兩畔脾所居。面中顴腮屬心火。惟有人中是肺部。五行相生重却

輕。若還相尅不安寧。心主驚兮肺主氣肝主風兮脾主味。胃家不得冷兼虛吐瀉不止驚。風。至大概心脾肝病多醫家詳察起沉痾

虎口三關紋說 并歌

虎口者。又手處是也。三關者。第二指之三節是也。第一節為初關。第二節為中關。第三節為末關。驚風初得紋出虎口或在初關多是色紅。傳至中關。色赤而紫。傳至末關。其色紫青。病勢深重其色青黑。而紋亂者猶重若見純黑。危惡不治。大抵紅者風熱輕赤者風熱盛紫者驚熱青者驚積。青赤相半。驚積風熱俱有。主急驚風青而淡紫。伸縮來去。主慢驚風。紫絲青絲或黑絲隱、相雜似出不出主慢脾風。凡紫紋在初關者易治。過中關者難治。透過末關者

不治。三關直透。循不可治。然紋勢灣曲入裏者。病雖重而証順。循可用力。若紋勢弓反出外。腰、兼手指甲者。斷不可用。歌曰紫風紅傷寒。青驚白色疳。黑時因中悪。黄色因脾端。又曰虎口亂紋多須知氣不和。色青驚積聚。下亂瀉如何。青黑慢驚發。入掌内吊多三關若通度。此候必沉痾、

脉指款

小兒食指辨三關。男左女右一般看。要知初風中氣候。本是末關分易難。若知虎口初紋脉。側指看紋分五色。黄紅安樂五藏和。紅紫依稀有損益。紫青傷食氣虚煩。青黑之時証候逆。忽然純黑在其間。妙手醫人心膽寒。若也直上到風關。粒米長短分兩端。如鎗

沖射驚風至分作枝又有數般弓反裏順外為逆順逆交連病已難又頭長短尤可救如此醫人仔細看孩兒兩歲尚為嬰三歲四歲幼為名五六次第年少長七齡八亂漸論情九歲為童十稱少有病関格辨其因十一癇疾號頤風痼病遂同労病攻痞癖定為沉積候退他潮热不相同初看掌心中有热便知身体热相攻肚热脚冷傷積病脚热額疼是感風額热脚冷驚所得瘡疹發來耳後紅小兒有積與磨化傷寒三種解為宜食瀉之時須消導冷瀉須用與温脾久瀉宜與澁臟腑水瀉分利藥與之孩兒無時忽大叫不是驚風是天鈞大叫氣促長声粗誤吃热毒悶心竅忽然吐下却和脾若將驚藥真堪咲痢疾努氣眉頭皺不努不皺腸有風

冷熱不調分赤白。脫肛因毒熱相攻。十二種痢何為患。禁口刮腸大不同。孩兒有病。不可下。不熱自汗兼自瀉。神困顖陷四肢冷。乾嘔氣虛神怯怕。吐虫面白毛焦穗。痲氣潮熱食不化。鼻塞咳嗽及虛痰。脉細腸鳴煩燥譫。若然積滯與痰通。下了之時必養胃。孩兒實熱下。無妨面赤睛紅氣壯強。脉大弦洪肚上熱。兩腮喉痛尿如湯。屎硬腹脹脇肋滿。四肢浮腫夜啼長。遍體生瘡肚隱痛。下之必愈疾為良。

外証死候　眼上赤脉、下貫瞳人、顖門腫起、兼及作坑、　鼻孔黑燥、　肚大青筋、　目多直視、　覩不轉睛、指甲黑色、　忽作鴉声、　虛舌出口、　嚙齒咬人、　魚口氣急、啼不作声、　蚘虫既出、　必是死形、　用藥速救、　十無一生、

臍風一證前人以剪臍浯後風邪入臍所致用踈風之劑往、皆死、愚按臍風乃胎毒之尤者、現兒唇口青、手足搐搦、不能進乳痰涎潮壅、牙齦白泡如馬牙、唇面漸紫、撮口鎖肚、據此数端、由胎毒所致明矣、設若驚風亦因胎熱、豈可以踈風辛香之劑可療乎、宜將軍丸利之、若果中風寒、雖噤而不嘬、亦無搐搦馬牙白泡之症、惟面青手足厥冷可驗耳、宜附子理中湯、方見吐門

將軍丸　胎毒臍風

大黄二兩水五碗煎半碗去查熬成膏　天麻　甘草各二錢　全蝎二錢酒洗去頭足

僵蚕炒壹錢三分　胆星二分　玄明粉三錢

右為末入大黄膏内和審為丸芡實大每服一丸利下痰糞止

桑白水化開服後用針挑去馬牙

夜啼

夜啼有三、有胎熱有陰寒臟冷、有客忤驚觸胎熱者、虎口紋紫見燈愈啼、宜化毒丹陰寒者、或感寒氣或兒臟腑虛寒、腹痛即啼、面白而青、宜茱萸丸客忤驚觸者、面青紋青若恐懼然睡中驚惕宜琥珀抱龍丸、

化毒丹　胎熱夜啼

犀角剉末　甘草　生地　京墨清煅烟　硃砂

各等分為末煉蜜為丸芡實大白水調下一丸

茱萸丸　臟冷夜啼

吴茱萸二錢　甘草五錢　木香二錢

右為末姜汁糊為丸芡實大白水調下一丸

琥珀抱龍丸　驚觸夜啼

琥珀　天竺黄　白茯神　山藥慢火炒各三分　人參末

枳殼麩炒去穰　枳實麩炒去穰各半　硃砂另研五分　粉草一分　檀香末

胆星末　金箔二十片　右除硃砂金箔為衣餘為末姜汁和

蒸餅為丸芡實大當風處自乾薄荷燈心湯下

重舌　木舌　鵞舌

重舌者舌下傍再小舌是也因胎毒所攻所致當刺去惡血化毒

丹主之方見夜啼

木舌者熱毒工攻致舌腫痛先刺腫處出惡血後用雄片散搽之

次用青金散

鵞舌者因胎熱所致口生白屑如乳鵞之口宜服化毒丹方見夜

啼雄片散塗之

雄片散

熊胆　硃砂各二分　胡黃連一分五厘　冰片一分

右為細末搽之

青金散　木舌

玄參去芦　黃連各三分　朴硝　射干各二分

右為末每服五分白水調下

痘瘡總論

夫痘瘡之由，稟於精血之初，而感於淫火交媾之際，孕婦過食辛酸，恣慾無時，因名三穢液毒。既有穢毒中於五臟，百骸痘疹之患，豈能免哉。有因傷寒傷風而出者，有因傷食吐瀉而出者，有因跌撲驚悸而出者。但看脉洪數往來，大小不均，參按疾速，関紋紅紫，耳後赤纓，發熱煩燥，臉赤唇紅，噴嚏呵欠，咳嗽腹痛，或見二三證者是也。夫痘之出，非熱不能發。然亦有當熱者，有當熱而不熱者，有不當熱而熱者，是皆逆之道也。當熱者，毒未出之前，宜大熱以逐其毒，非熱何能達表。當熱而不熱者，毒未出之際，卻乃頭溫足冷，不能盡發其毒，致毒反攻於内。不當熱而熱者毒既出宜表裏和平長養氣血以助毒成漿今反發熱盛則氣血煎熬毒無出路斑疹黑陷倒靨之證見矣大概七日已前宜清熱解毒七日已後宜補養氣血又當分表裏虛實無參之以脉脉浮有力為表實無力為表虛沉按有力為裏實無力為裏虛浮數表熱沉數裏熱浮沉有力表裏俱實若吐瀉少食為裏虛不吐瀉能食為裏實裏實而補則結癰毒倒靨灰白為表虛紅活綻凸為表實表實而補則潰爛不能結痂臨證治療庶無誤矣

日數不必太拘

臨證

一 始出

順 初出血點淡紅潤色

一初出於鼻兩腮耳年壽之處作二三出次大小不一等順之兆也不藥而愈

逆 形如黍種紫黑乾枯

出於天庭司空太陽印堂方廣之處先發者爲毒聚陽位故不治也

險 圓暈成形乾紅少潤

雖稠而紅潤成個者毒雖犯上氣血未離猶可治療

一起脹

順 氣會血附紅活光明

根窠圓滿氣血充附不治自愈、

逆

氣失血散乾枯蚕殼

黑陷不明、根窠無暈、致毒攻內、

險

氣弱血滯色昏紅紫

窠雖圓而頂陷者為氣弱不能領袖其血致毒難化也

一灌膿

順

氣化漿行光潔飽滿

氣濫血附、其毒自化、

逆

漿毒不行色枯陷伏

為毒太盛、氣血被囚、不能制毒而外剝也

險氣血少足光潤有神
氣交不旺血雖歸附不能成漿、

一回漿真頭

順氣平血收光色始歛
氣血歸元漿回結痂、
逆氣血不全枯朽剝極
毒未脫形諸邪並作、
險氣少沖漏血亦有力
血盡漿足濕潤不斂、

驗痘死證款

初出頂陷連肉紅過至九日一場空若如血點帶紅紫斑症死在六日中斑生黑者在朝夕斑青頃刻去匆匆無膿痒塌期二日不治腰疼及高胃報痕如痲疵無縫舌卷囊縮治不能紫泡刺出黑血死飲食嗆喉証俱凶难療面腫痘不腫再知黑陷已無膿二便滑利下腸垢更有吐瀉出蛔虫頭温足冷悶飲水痘先驚後最难攻氣促泄瀉渴不止目無魂者命必傾声啞失音叫無哭痘色雖好也难終有種氣急亦难治如灌膿好是傷風見此宜服參蘇飲餘症恭詳用藥攻

痘瘡重證

痘疹欲出先青黑半在皮膚帶紫色昏沉默默欲增寒困頓寘

多不食心煩涎盛瀉膿頭体热喘麄癰腫極渴吐咬牙時發譫、
毒灌咽喉声啞塞、

痘瘡輕證

未見斑瘡先發驚、出如珠子一匀停、根窠红活光而潤、蒼蠟膿頭
定是輕頭面稀疎三次出、便調食節肺家清、

痘瘡禁忌

小兒痘瘡發、禁忌必須知、飲果休教吃、房勞總護持、月後防触犯、
客忤也派宜、咲冷防成瀉、食多恐不齊、甘甜并穢氣、莫犯最爲奇
一痘發热未見形者、先以羌活湯托之、蓋此湯羌活防風葛荆以
散表邪、木通麵蓋以利毒於膀胱、使表裏俱解、毒勢輕矣、

一痘報痕一二三日宜清熱解毒為主柴胡蟬蛻飲紅紫者宜化毒凉血大連翹飲

一見紅斑速投犀角湯二寶飲夾疹者柴胡蟬蛻飲斑疹既感痘斷長或有吐瀉痘齊瀉自不作

一起脹四五六日根窠紅紫急當凉血化毒大連翹飲二寶飲斑未減者犀角湯痘不起而頂陷者加獨聖散於原湯中

大凡痘已齊即當漸漸起脹若根窠紅頂不起者氣不足也加減內托散頂既圓滿而根窠不紅活者血不足也宜歸芪飲子根窠不紅活頂不圓滿灰白色者氣血兩虛也參歸飲子根窠紅紫不活澤者毒氣盛也宜芍藥連翹湯或起脹而血不營根脚

者紅花飲子驚悸悶亂煩渴者小回生散紅紫驚悸不寧者大回生散豬尾膏亦有毒盛攻喉作痛痘色紅紫者玄參飲毒氣未化氣血凝滯遂成痘疔隨即挑破拔毒丹貼之亦有黑痘内藏紫血名曰賊痘宜大連翹飲即當挑破吮去黑血若痘色灰白而泄瀉不止加减内托散調象斗散用之大槩六日已前涼灰白頂陷之外餘皆熱証解毒涼血是其治也遲則化毒不盡安生他證豈能痊乎

一七八九日當灌將黃蠟也漸漸滿頂不必服藥如再無膿灰白陷頂必發痒塌内托散加歸芎木香白芷泄瀉者去歸入象斗散調服根脚深紅頂不起而無膿者乃氣虚血熱宜補氣涼血

当歸黃芪湯如或無膿痒塌者胎元散泄瀉人參斗散咬牙寒

戰痒塌灰白腹脹泄瀉者木香散狗宝散之類

十一十二十三日當膿滿結痂若元氣不足無膿痒塌寒戰咬牙泄

瀉灰白者異攻散胎元散狗宝散之類其痒塌之處自然焮

用敗草散敷之

痘瘡辨宜汗下

夫痘之未出、邪毒熾盛、外因風寒閉鬱、驚悸煩燥、脈來浮緊、臉赤

唇燥頭痛身疼、發熱惡寒、痘難見標、急宜微汗使毒從汗解、勢

自衰矣宜透表湯

見標之際、一見乾紅紫色、煩燥悶亂、邪毒上逆、喘嗽不寧、口渴便

实急宜微下，用奪命毋或百祥丸使毒下泄，其勢漸减，炎為红活，可立復生，愚現世人往往不行汗下之法，致成不治之証，殊為嘆息

羌活湯　痘未見形

羌活　蟬蛻各錢　防風　荆芥　連翹　牛蒡子

木通　赤茯苓各七分　山查肉錢　葛根　陳皮　甘草各分

口渴加黄芩　煩燥加黄連　頭痛加芎芷　水姜煎熱服

柴胡蟬蛻飲　清熱解毒散疹

柴胡錢　前胡　荆芥　防風　丹皮各錢　蟬蛻錢去頭

白芍藥錢半　甘草七分　山查肉錢　水煎服

加減大連翹飲　痘色紅紫

蟬蛻去頭足　連翹各一錢　牛蒡子　牡丹皮去骨　紫草各一錢

防風　紅花各七分　白芍藥二錢　黄芩一錢　甘草五分

水煎服

犀角湯　清熱化痳

犀角一錢水磨入藥　生地一錢　白芍藥二錢　連喬一錢　牡丹皮

甘草七分　水煎臨服入犀角

二寶飲　紅紫或有痳

烏犀角　生玳瑁等分或為極細末或水磨　量兒大小病

輕重與之

獨醒散　痘出不快頂陷不起

川山甲糯米炒成珠

右末熱症用紫草湯下　根脚不紅酒調下

每服二三分至四五分止

加減內托散　根紅頂不起

黃芪錢半　人參　山查肉各錢　甘草　白芷各五分　糯米一百粒

如根脚淡紅加桂三分　水煎服

歸芪飲子　頂起而根不紅

黃芪錢　白芍藥錢　當歸錢半酒洗　木香　桂各三分　水煎服

參歸飲子　根不紅頂不圓滿

人參 當歸酒洗 黃芪各一錢半 甘草 白芷各五分 川山甲炒為末二分

糯米一百粒 水煎

芍藥連翹湯 根窠紅紫不活澤

白芍藥一錢 連翹一錢 丹皮 紫草一錢半 紅花一錢 甘草七分

水煎

紅花飲子 血不榮根脚

紅花 丹皮各一錢 白芍一錢 水煎

小回生散 驚悸悶亂作渴

滑石飛過六錢 甘草一錢 硃砂一錢 雄黃一錢

右為末每服一錢至二錢止渴者井水調服

大回生散　红紫悶乱不寧

小回生散三分　加冰片五厘　井水調服一錢

猪尾膏　治症同前

冰片看兒大小病輕重与之　猪尾血少許調服

玄參飲　痘毒攻喉

玄參　黄連各一錢　牛蒡子一錢半　紫草　丹皮　犀角末

桔梗　甘草各八分　水煎

拔毒丹　貼痘疔

蒼耳子二錢燒灰存性　象牙末炒一分　巴豆仁去油二分　蟾酥三分　胭脂胚二分

雄黄五分　牛黄一錢　乳香一分　紫草茸三分

右為末先用香油二兩單麻子仁二錢熬焦去查入黃蠟三錢候化入前藥將疔用銀簪挑破貼之即落

象斗散　泄瀉

象斗一兩炒　肉果麵包煨　甘草　枯礬各三錢　訶子煨去核淨五錢

鶯粟殼蜜水拌去筋膜晒乾各五分　為末每服五分至一錢止米飲

下或煎內托散調服

芍藥黃芪湯　脚深紅無膿

人參一錢　黃芪錢半　白芍三錢　生地錢　丹皮錢　紫草錢

甘草五分　當歸錢酒洗　水煎服

胎元散　無膿痒痛

人参一兩五錢 甘草五分 黄芪二分 胎元一付 射香二分

右為末末飲下一錢至二錢止

木香散 灰白無膿泄瀉

木香五分 半夏八分湯泡 人参不平 大腹皮洗淨 前胡 訶子煨去核

赤茯苓 甘草各五分 桂心五分 丁香三分 陳皮五分

水姜煎服亦可作末藥

狗寶散 灰白無膿

狗胎一具用陽成礶盛之上鉄盞盖塞火煉清烟為度取出

每服三分五分好酒調下

異攻散 灰白無膿痒瘍咬牙

人參一錢五分　白术　大附子各一分　半夏曲八分　肉果
白茯苓錢七　陳皮五分　厚朴　木香　官桂各五分　丁香三分
水姜煎

敗草散　痘瘡破爛
牆上多年爛茅草晒乾研極細末付之

逐表湯　風寒閉鬱不得見形
羌活　麻黃各一錢　防風一錢二分　乾葛一錢半　升麻　蟬蛻去頭足
紫草　杏仁各八分　甘草七分　水姜煎取微汗

奪命丹　乾紅紫黑毒後內攻
大黃五錢　山慈姑三錢　紫草五錢　甘草二錢

右剉用水十碗熬至三碗濾去查入蜜熬成膏每服量兒大小與之微利為度

百祥丸　治症同前

紅芽大戟以米泔水煮軟去骨晒乾復將原汁煮乾焙燥為末水丸黍米大赤芝麻湯下二十丸

麻疹証

夫麻疹之疾亦淫火之所致也其麻未出故先即咳嗽連声不已腹痛眼慢嘔吐發熱其脉洪数指紋紅紫此出疹之候也宜加减葛根湯次以和解散麻透乃止或因麻毒作喘者宜石膏湯又有麻毒太盛煩渴不眠麻如錦紋不分粒辨色紫者此血分有熱外感有寒宜疎風解毒飲泄瀉者宜升麻防風湯麻出瀉

當日止麻不出而發驚煩渴者，和解散加黃連或犀角丸方見驚門。麻後咳嗽餘熱不凉，清肺飲比極毋。麻後餘毒作劇者，比極毋連芎湯；虛者，錢氏白术散見痢門。凡麻疹之候，宜清熱解肌為主。

加減葛根湯　麻疹未見形

葛根一錢半　升麻一錢　赤芍　杏仁　貝母　川芎
麦冬各八分　甘草半　水姜煎服

和解散　見形未盡出

柴胡　前胡各五分　貝母　甘草　陳皮　枳殼炒
桔梗各七分　發驚者加黃連　口渴煩燥者加麦冬
黄芩　水姜煎

麻黃石膏湯　麻毒發喘

麻黃一分半　石膏二分　甘草五分　麦冬　杏仁各一分　水煎服

疎風解毒飲　麻疹稠多色紫

鼠粘子研　荊芥　丹皮　玄參　貝母　柴胡

黃連炒各半　麦冬　甘草各七分　水姜煎服

升麻防風湯　未出已出泄瀉

升麻　澤瀉炒各一分　防風　葛根各一分　木通　赤茯苓各七分

訶子煨一枚　甘草各五分　水姜煎服

清肺飲　麻後咳嗽餘熱不除

前胡　柴胡各一分　麦冬　杏仁　貝母　知母

茯苓　枳殼　黄芩 炒各八分　甘草 五分　水姜煎服

北極丹　餘热不散或作嗽痢

麦冬　生地　茯神　川芎　柴胡　前胡 各四錢

胆星 五錢　京墨 煅烟尽　天麻　防風　姜蚕　玄參

天冬 各二錢　羌活 錢

右為末蜜丸如芡实大每服一丸薄荷灯心湯下

連翘湯　麻後作痢

黄連 炒一錢　枳殼 炒七分　乾葛 一錢　白芍 錢半　甘草 五分　當歸 一錢

陳皮 七分　升麻 四分　黄芩 炒八分

水姜煎服

痘癰

凡痘餘毒流於手足關節之處致成癰腫宜服玄參飲加當歸倍金銀花連翹及北極丹外用膏藥貼之發於陰囊肌薄之處皆難治

凡痘毒薰蒸眼生翳膜宜服加味穀精湯

加味穀精湯

穀精草一錢五分　黃連一錢　甘草五分　白菊花

蟬蛻　蒼朮　白蒺藜　玄參

川芎　生地黃各一錢

水煎服

邵氏懷幼切要卷之下

新安休陽邵楚臣著
胡志信
太醫院吏目同郡後學程紹校正
許成檝
迪功郎歙邑胡德仁
汪元桂仝校梓

吐

熱吐者面赤唇紅煩燥口渴食乳必粗脉洪滑者是也其由或兒食辛熱或乳母素食辛熱兒食其乳積熱生痰所致半連湯主之

冒暑受熱而吐者六和湯方見瀉門

冷吐者、乳食不化而白眼慢、脉沉微者是也、助胃膏主之吐而手

足冷者、附子理中湯温之

傷食吐者、児畏乳食、腹痛噯氣、右脉滑大、寬中導滯飲化鉄丹主

之方見内傷

積吐者、眼腫面黄足冷、腹熱腹痛、脉沉而滑者是也、百傷飲消化

丸主之方見内傷

凡諸吐日久、胃氣虚弱、耶宜守胃散補之、甚者醒脾湯温之方見

驚門

半連湯　熱吐

半夏湯泡　黃連薑汁炒各一錢　陳皮　枳實麩炒　厚朴薑汁炒　茯苓各七分
甘草五分　薑三片水煎服

助胃膏　冷吐

人參　茯苓　山藥　白朮炒各一兩　丁香　官桂刮去皮
砂仁　木香　白蔻仁各三錢　肉果煨　藿香　甘草
陳皮各五錢　右為末煉蜜為丸如芡實大每服一丸米飲下

附子理中湯　冷吐

人參　白朮各一錢　乾薑煨　附子麪包煨各一錢　甘草五分
水煎服

寬中藥滯飲　傷食吐

蒼术炒一錢半　半夏湯泡　山查肉　香附炒　陳皮去白　厚朴炒姜汁
麦芽炒各八分　青皮炒　甘草　砂仁各五分　木香二分
水姜煎服　發熱者加　乾葛一錢半

守胃散　嘔吐日久脾胃虛弱
人參　白术錢各一　白茯苓　山藥　乾葛　扁豆
半夏　甘草　藿香各七分　白蔻仁
水煎入生姜自然汁一二匙溫服

瀉

冷瀉者因食冷物、脾胃受傷、瀉下水穀、指紋隱、脉沉、面青唇白、
助胃膏主之方見吐門　手足冷者、附子理中湯溫之方見吐門

熱瀉者，糞色赤黃，肚門臭穢，小便短赤，口渴心煩，唇紅紋紫，脉數而滑，宜黃連四苓散

冒暑受熱瀉者，宜六和湯

冒暑而洞瀉者，宜玉露散止之

傷食瀉者，由兒乳食過飡，脾胃受傷，不能尅化，致成瀉泄，便出糞臭穢，脉滑不匀，指紋隱隱，宜百傷飲方見內傷門及化鉄丹方見內傷啟脾丸

積瀉者，脉沉而弦，面黃腹內積硬有塊，時或作痛，瀉後痛減，足冷肚熱者是也，宜啟脾丸消化丸方見內傷

驚瀉者，糞青而膠粘，面紋俱青，宜琥珀抱龍丸方見驚門

久瀉久痢腸滑不止者人參升膱湯罌粟散次以參苓白术散調理脾胃

黄連四苓散　熱瀉

黄連姜汁炒一錢　白术炒一錢五分　澤瀉一錢半　赤茯苓　豬苓錢

生姜一片水煎服

六和湯　冒暑霍亂吐瀉

扁豆炒一錢半　赤茯苓　藿香　厚朴姜汁炒各一錢　香薷二錢半

甘草五分　木瓜　砂仁各七分　半夏湯泡　人參

杏仁各八分　水姜煎服

玉露錠　夏月冒暑洞瀉

白石膏一斤煅紅　白龍骨二兩煅紅　枯礬一兩　甘草三錢

右為末糯米糊為錠渴者冷水磨服不渴者滚水服

啟脾丸

内傷飲食積滞不化泄瀉不長肌肉

人參　山查肉　麦芽炒　神曲炒　黄連炒各一兩　白术炒二兩

白茯苓一兩半　甘草　香附炒　陳皮各五錢　砂仁三錢　木香二錢

右為末煉蜜為丸如彈子大每服一丸米飲下

人參升臟湯

久瀉不止

人參一錢　白术炒一錢五分　黄芪八分　甘草　地榆　訶子肉

烏梅　升麻　防風各五分　水姜煎服

罌粟散

治症同前

嬰粟殼蜜水洗去筋膜焙乾一兩　乳香三錢

二味各研為細末和勻每服三分或五分兒大者七分一錢

白滾水調下

參苓白朮散　病後調理脾胃

人參　茯苓　白朮炒　白扁豆炒　山藥　甘草

薏以仁炒　桔梗炒　蓮肉各一兩　砂仁　香附各五錢

右為末每服一錢米湯下

驚

急驚者大槩主乎風痰、或犯客忤跌撲、或因風寒失表、邪熱內鬱、熱盛生痰、盛生風、盛發搐、其証有三、客忤跌撲者、面青紋青脉洪滑搐掣不省、喉如曳鋸治宜安神利痰為主宜茯神寧心湯大紅丸風寒拂鬱者邪熱内攻又名夾驚实因热急生痰而致搐搦也面赤身熱紋紫脉浮駛而滑口渴煩燥宜清热解表為主嬰麻散犀角丸若痰盛生驚宜服十宝丹不因病而睡中驚悸夜啼者琥珀抱龍丸方見夜啼

大凡治搐莫先于絶風絶風莫先于利痰利痰莫先于解热臨証參詳庶無悞矣

茯神寧心湯　客忤跌撲

茯神　天麻　胆星錢各一　半夏八分　遠志　陳皮錢

菖蒲　甘草　全蝎　姜蚕各五分　水姜煎

大紅丸　治症同前

琥珀　牛黃各二錢　天竺黃　白附子　全蝎酒洗

菖蒲　遠志　白花蛇　姜蚕炒　天麻

茯神　硃砂各三錢　檀香一錢　胆南星一兩　金箔三十張

右為末蒸餅糊為丸如芡實大每服一丸薄荷灯心湯下

雙麻飲　解表清熱定驚

防風　半夏　天麻　前胡　梔子各一錢

黃連　麻黃各一分五分　枳殼八分　全蝎三枚　水姜煎服

犀角丸　熱極生驚

牛黃二錢　犀角末　羚羊角末　全蝎酒洗　僵蚕炒

薄荷　防風　京墨(煅微烟為度)　熊胆　天竺黃

麻黃　天麻　羌活　胆星　白花蛇(去骨)

兩頭尖(各五錢)　右為末蒸餅糊為丸硃砂金箔為衣如

芡實大每服一丸薄荷湯化下

十寶丹　風痰極盛宜用此以利之使痰從大便出矣

牛黃(一分五厘)　天麻　青礞石　生南星(為末用煅礬胆汁拌)

全蝎(酒洗)　生半夏(用麻黃一兩水一碗煮乾為度去麻不用)　硃砂(另為衣)　牙皂(各三錢)

輕粉　射香(各一錢)　巴豆仁(三十五粒水浸七日生棗三十五個去核入巴豆於內外用麪包煨候麪

黃色去豆不用將棗去皮搗爛為丸如

梧桐子大每服一丸姜湯化下)

慢驚者患病之後吐瀉之餘脾胃受傷元氣耗損精神倦怠痰涎

壅上似搐不搐，名曰癡瘲，脉来沉遲散緩，面唇色忽青白，関紋隱，如絲伸縮来去，宜全蝎觀音散或醒脾湯，甚而致成慢脾風，手足漸冷，宜回陽丹、附子理中湯方見吐門。大抵此証，療之於早，猶有可生，及至肚腹壯熱，手足厥冷，喉如曳鋸，脉反浮肤無力，此真元將脱，不可救矣。

全蝎觀音散　補脾截風

全蝎　天麻煨　防風　白芷各一錢　黄芪　甘草

茯苓各一錢半　人參二錢　白扁豆一錢半

右為末，棗肉冬瓜仁煎湯調服

醒脾湯　醒脾

人參　白朮　蓮肉各一錢半　半夏一錢　冬瓜仁炒二錢　黃芪一錢

附子七分　甘草五分　泄瀉加五味子九粒訶子肉果各七分

升麻五分　如吐去升麻加藿香乾姜各七分　水姜煎服

回陽丹　手足微冷慢風瘈瘲

人參　白朮炒　黃芪　胆星　胎元一個焙乾為末各二兩

白茯苓一兩半　冬瓜仁焙乾一兩　姜蚕　甘草　乾姜

川烏各五錢童便煮一日　射香三分

右為末每服一錢至二錢止米飲下

疳積

小兒臟腑嬌嫩元氣未充乳食失常脾胃受傷積滯不化脾失健

運則肌肉漸瘦而痞積之證作矣其脉单细或弦而数腹大頂小肢瘦輕則术蟬丸若飲食不化腹痛發熱者肥兒丸腹大青筋肢瘦不泄瀉者黑神丸治之愛吃泥炭好臥冷地此為胃中有热先以連肚丸次隨证而治之又有一等痞癆原因汗下耗傷津液陰氣漸虛發熱咳嗽盜汗泄瀉肚腹不大眼生翳膜宜劳痞丸主之痞热不凉者鱉甲退热飲龟連丸痞積泄瀉者消化丸方見内傷虫積初起者消化丸内有虫積好食肉者布袋丸消之臍实瀉喘不止久热不凉脹滿不食俱不治又有丁奚哺露二名亦因元氣不足脾胃受傷所致法同於痞積

大凡小兒有虫積而氣血壯实者可與追虫取積先服餌虫丸五

更又服追積丸其虫自下積下之後先服調脾平胃散次服参
苓白术散方見瀉門

术蟾丸　腹大肢瘦

蒼术炒一兩　陳皮　厚朴薑汁炒各五分　甘草炙不　小茴香不　蝦蟆一个大者焙乾

右為末神曲打糊為丸如黍實大每服一丸米飲調下

肥兒丸　飲食不化腹痛發熱

胡黃連　神曲炒　麦芽炒各一兩　史君肉　肉果煨各五分　木香糸二

檳郎罘　山查肉一兩　泄瀉加蒼术五錢

右為末煉蜜為丸龍眼大空心米飲化下一丸

黑神丸　腹大青筋四肢瘦小不泄瀉者

大戟　芫花　甘遂　巴豆去殼　莪术　三稜

酸榴皮　烏梅肉　五靈脂　淡豆豉　大黄　檳郎

牙皂角　木香另研不炒

等分咀片醋浸一日煮一炷香炒焦焗微為度研末醋糊丸

芡實大每服一丸空心酒調下

連肚丸　好喫泥炭

大吉六吃泥胃熱故也用甘中陳皮黄芩軟石膏茯苓白术承面服

猪肚一具　大宣黄連五兩為末

右將連末水拌潤入猪肚内線縫放在飯上蒸爛入飯少許

搗爛為丸梧桐子大每服二十丸米飲下

勞疳丸　咳嗽泄瀉眼生翳膜發熱肚腹不大

淮地黃半二兩　山茱萸肉一兩二錢　淮山藥一兩、牡丹皮　澤瀉各八錢　白茯苓一兩

胡黃連　使君子　草決明　臭脂　銀柴胡　蘆薈

夜明砂　五味子各四錢

右為末蜜丸菉豆大每服三五十丸白水送下

鱉甲退熱飲　疳熱

柴胡　當歸各一錢　知母　白芍各八分　地骨皮　龍胆草

甘草各七分　鱉甲去裙三錢童便煮酥　黃連五分

水煎服亦可作丸子

龜連丸　治同前

龜板童便煮酥　銀柴胡　龍胆草各一兩　胡黃連五錢　甘草三錢　知母

地骨皮各八分　淮生地一兩

右爲末煉蜜爲丸如芡實大每服一丸臨臥時淡白水下

布袋丸　内有虫積而好食肉者

夜明砂水淘淨　史君子肉各二兩半　蕪荑殼炒去　茯苓　白术　人參

蘆薈各五錢　甘草二錢半

右爲末糯米糊爲丸如彈子大每用一丸絹袋盛之懸水碓内入猪肉四兩煮待肉爛取出藥袋懸當風處次日如前再煮其肉連湯量與兒喫

餌虫丸　追虫

使君子一兩　木香一錢

右為末搗飯丸如菉豆大看大小或一錢二錢炒糖湯送下

追積丸　下虫積

大黄　君子肉各一兩　烏梅肉三錢　檳郎五分　木香　雷丸

蕪荑各三錢　牽牛頭末五錢　醋煮晒乾研

調脾平胃散　調理脾胃

蒼朮二兩　白扁豆一兩　蓮肉二兩　厚朴　陳皮　白朮各一

砂仁三錢　甘草五錢　為末米飲下一錢

癎

大抵胎內受驚及見聞大声大驚而得蓋小兒神氣尚弱驚則神

不守舍或因飲食失節脾胃受傷積為痰飲以致痰迷心竅故

發則旋暈顛倒，口眼相引，目睛上搖，手足搐搦，背脊強直，少項

乃魁犬驟痰熱滯於心竅，邪氣在心，積驚成癇。治宜通行心氣，

調平血脈，順氣豁痰，是其要也。痰在膈上，兒大者必用吐法，瓜

蒂散。否則疏風下痰，十宝丹方見驚門或牛黃丸，常服斷癇丹，

亦當臨證隨輕重而用之也。

瓜蒂散　兒大體實痰在膈上

瓜蒂　赤小豆　淡豆豉

各等分，為末，每服二三分，量兒大小與之，白水調下。

牛黃丸　截癇

牛黃　琥珀各半錢　天竺黃　菖蒲　遠志甘草水煮去心

蛇含石　青礞石各三分　胆星一分　天麻　姜蚕　全蝎
白附子　硃砂　白花蛇去背各四分　射香三分
梟鳥一隻用丸二片盐泥固濟煆至通红冷定取出右為细
末蒸餅糊為丸如芡实大硃砂為衣每服一丸薄荷灯心湯下

断癇丹　常服断癇
明礬　芽茶
等分為末糊飯為丸菉豆大每服七分白湯送下

内傷
氣口脉大於人迎為内傷、右關沉滑為宿食不消、始由飢飽失節、
過食生冷、堅硬之物、脾胃不化、停滞中脘、以致腹痛、面黄身热、

神昏足冷、肚熱膨脹喘嘔、便去臭粘、物难消化、留而不去、聚而成積、宜百傷飲；肉食不化吐瀉者、化鐵丹；食積不消、腹痛者、消化丸；脾虚[illegible]而有積者、啟脾丸調之（方見瀉門）；或因啼哭未已、以乳與兒、停滞不化、致有乳積、吐乳瀉乳、腹硬肚熱、畏乳等症、宜健脾消導丸

百傷飲　內傷肉食發熱喘嘔膨脹、肉食不化等症

蒼术　厚朴（姜汁炒）　山查肉　麦芽　神曲　香附（各一錢）

黄連（八分）　半夏　青皮　枳实（麸炒各六分）　甘草　砂仁（各五分）

乾葛（不拘）　水姜煎服

化鐵丹　肉食不化吐瀉畏食等症

麸麯炒黄色 香附米炒 蒼术米泔水浸一日炒各一斤 山查肉 麦芽炒各半斤

砂仁二兩五錢 右為末醋糊丸或為末米飲下一錢

消化丸 消食積腹痛

莪术 厚朴 青皮 麦芽各一兩 山查肉三兩 檳郎

使君子肉各七錢 蒼术 香附各二兩 木香三錢 砂仁五錢

右為末搗飯為丸米飲下一錢

健脾消導丸 乳積吐乳瀉食腹硬肚熱畏乳

蒼术 白术 茯苓各二兩 陳皮 山查

砂仁各五錢 甘草七錢

右為末滴水丸米飲下一錢

傷寒傷風

傷寒脉浮緊紋紫面赤而絛傷風脉浮緩紋紅氣粗面光傷寒發熱頭痛惡寒無汗者宜十神湯汗之傷風發熱惡風有汗者宜桂枝湯主之寒熱往來口苦舌乾作嘔者小柴胡湯和之泄瀉者柴苓湯解利之發熱煩燥便实譫語者大柴胡湯下之鼻乾煩渴不眠有汗惡熱者白虎湯主之外感夾傷食者必頭痛發熱嘔吐畏食腹痛宜加減藿香正氣散凡外感內傷及麻疹久熱不退元氣又虛邪熱不散宜脫甲散主之熱甚而惡熱者必譫語涼膈散主之寒熱往來嘔吐痞滿譫語者宜加減溫胆湯主之

十神湯

發熱頭痛惡寒無汗

紫蘇(二分) 乾葛 麻黃(各二錢半) 陳皮 升麻 川芎

白芷 赤芍(各一錢) 香附子 甘草(各七分)

姜五片水煎服取汗

桂枝湯 發熱惡風有汗

桂枝(一錢半) 白芍(二錢) 甘草(一錢) 水煎服

小柴胡湯 寒熱往來口苦舌乾作嘔

柴胡(一錢半) 人參(看虛實用之) 甘草(各五分) 半夏 黃芩(各一錢) 水姜煎服

柴苓湯 寒熱往來泄瀉嘔惡

柴胡 澤瀉(各一錢) 人參(參看虛實用) 黃芩 半夏(各一錢) 甘草(七分)

白术 赤苓 猪苓(各一錢半) 薄桂(二分) 無汗者去桂

水姜枣煎服

大柴胡湯　發热煩燥便实譫語

大黄三钱　半夏　枳壳　赤芍　黄芩各一钱　柴胡一钱五分

甘草五分　水姜枣煎服

白虎湯　鼻乾煩渴不眠者有汗惡热

石膏一钱　知母　麦冬各一钱　粳米百粒　水煎服

加减藿香正氣散　頭痛發热嘔吐畏食腹痛

紫蘇三钱　藿香　大腹皮　厚朴　半夏　白芷

陳皮各一钱　蒼术一钱　桔梗八分　水姜煎服

脱甲散　外感内傷麻疹久热不凉元氣又虚邪热不散

柴胡　當歸　知母各一錢　麻黄　甘草　龍胆草

川芎　人參　茯苓各八分　水姜葱煎服

凉膈散　裏熱而表惡熱譫語

黄連　黄芩　梔子各一錢半　甘草五分　水煎服

加減温膽湯　寒熱往來嘔吐痞滿譫語

柴胡一錢　乾葛　竹茹各一錢半　枳實　半夏　黄芩

黄連各一錢　水姜煎服

腹脹

腹脹多由飲食飢飽生冷甜膩聚結不散致傷脾胃不能運化精微而制水穀宜厚朴枳实丸或因久患痢積及瘧後癖塊不消

消皆能脹滿宜健脾磨塊丸脾虛而脹滿者脈必大而無力宜
補脾分消丸脹而喘滿脈實者可下宜加減推氣丸

厚朴枳實丸　飲食甜膩堅結不散

厚朴薑汁炒　枳實麩炒　麥芽炒　半夏薑汁炒　黃連炒　蒼术炒各一兩
查肉一兩半　香附　檳榔各半　藿香　白豆蔻仁各等
右為末神曲打糊為丸如桐子大每服一錢五分白水送下

健脾磨塊丸　痞積瘧後痞塊不消

蒼术炒　枳實炒各一兩　三稜　莪术　香附俱醋炒各五錢　檳榔
木香不火　白蔻仁不
右為末神曲打糊為丸菉豆大每服一錢白水下

補脾分消丸　脾虛脹滿

人參　白朮　茯苓各一兩　香附炒二兩　白蔻仁二錢

右為末煉蜜丸如小彈子大每服一丸白水調下

加減推氣丸　脹而喘滿脉實

厚朴姜汁炒　陳皮　枳實各五錢　醋煮黑丑頭末　莪朮醋炒

檳榔各五錢

右為末醋糊為丸如菉豆大看兒大小輕重與之

腹痛

腹痛之因，邪正交攻，與臟氣相擊而作也，有火痛，有冷痛，有虫痛，有食積痛。火痛者，面赤紋紫，脉數，手心壯熱，大便結燥，時痛時

止、宜枳殼芍藥湯

冷痛者面白紋青、手足微溫、甚則厥冷、其由或食冷物、或感寒邪、宜理中湯　甚則加附子　方見吐門

虫痛者、面色改変不常、口吐涎沫、宜追虫丸　方見瘧門

食積作痛者、膨脹惡食、肚熱、氣口脉盛、按之痛甚、噯氣吐瀉之後痛減、少頃復作、宜消化丸　百傷飲　方見内傷

枳殼芍藥湯　大便結燥時痛時止

枳殼　芍藥　大黃后下　當歸五分　甘草分　水姜煎服

諸嗽　傷風嗽　痰火嗽　虛嗽　頓嗽　附哮喘

傷風嗽者、自汗頭痛、面赤、發熱、咳嗽聲重、紋紅脉浮緩、宜蘇陳九

宝飲

痰火嗽者嗽動便作痰声喉如曳鋸、脉洪滑紋如魚刺、宜加减二陳湯神仙玉露散利痰散

虚嗽者兒、嗽已久肺虚故也、面白嗽即汗出、大腸不固、宜阿膠丸益肺湯

頓嗽者小、兒咳即嗆頓連声不已、嗽即臉紅、吐則嗽止先用皂朴茯苓湯或利痰散嗽久不已眼腫而目中白珠起有、血絲者、即不可用凉劑宜白附飲

喘嗽者氣、急而喘痰、如水雞叫、五拗湯痰喘嗽急者、宜利痰飲氣虚而喘、喘息緩慢面白脉浮無力、宜益肺湯

哮證大率主乎痰，宜利痰為主，椎黃丸

蘇陳九宝飲　咳嗽声重自汗頭疼

紫蘇　杏仁　半夏　桑皮　陳皮　前胡各一錢

甘草　大腹皮　薄荷　桂枝各七分　水姜葱煎服

渴者加黃芩石膏汗多去紫蘇倍桂枝加白芍

加减二陳湯　嗽動便作痰声

陳皮一錢　半夏　胆星　枳实　杏仁　麻黃各五分

瓜蔞仁　甘草五分　石膏二錢半　水姜煎服　大甚者加芩連

神仙玉露飲　痰火作嗽

蛤粉五錢　青礞石硝煅三錢　沉香一錢　右為末

利痰散　　痰嗽

南星　礞粉各一分　鬱金　明矾各三錢　白礬一錢

右為末臘月入牛胆内陰乾量痰輕重用陳姜湯送下

阿膠丸　　肺虛嗽即汗出大腸不固

阿膠炒　百合各一兩　桑子　甘草炙　款冬花蜜炙　烏梅肉炙各五

粟殼蜜炙去筋膜一錢

飴糖比棗肉為丸芡實大每服一丸五更白湯調下服後睡

一二時方起効

益肺湯　　虛嗽

人參　阿膠　紫菀　貝母各八分　百合　甘草

桔梗　陳皮　麦冬各錢　五味子三分　水姜煎服

厚朴茯苓湯　頓嗽嗆頻連声不已

厚朴錢半　茯苓　半夏　陳皮　枳实　南星

大腹皮　桑白皮各錢　甘草五分　水姜煎服

白附飲　頓嗽目癰白珠有紅絲

白附子　枳实　防風　全蝎　胆星　天麻

半夏各錢　僵蚕　官桂　丁香　木香此三味丸痰中有血當去之目紅乃用

甘草各四分　水姜煎服

五拗湯　喘即痰如水雞叫

石膏眾　麻黄錢半　杏仁　茅茶各錢　甘草五分　水煎服

雄黃丸　哮

人言　白礬（二味同炒成珠為度）　雄黃（各五分）　半夏（一兩）　朱砂（三錢）

右為末麪糊為丸如粟米大每服五七丸噙津自嚥

痢

痢疾主乎濕熱食積初宜推下紅多者主熱多積少宜大黃湯下之紅白相兼者（木香檳郎丸）推之次宜調血和氣為主加減黃芩芍藥湯初痢後重者積滯未盡除宜再下之久痢後重者氣下陷也宜升麻防風之類升之腹痛以木香調氣之藥和之久痢不止宜當歸益原湯固腸散主之久痢後重脫肛飲食不進發熱者錢氏白术散次以啟脾丸方見瀉門調理脾胃有苦樂

大旨治痢疾用黃芩黃連陳皮甘草木香白　赤芍　桃仁　白痢加滑石末　食積痢用炒麴蒼朮滑石芍藥黃芩白朮甘草陳皮茯苓水煎　臨

下保和丸用山查肉一兩二錢神曲炒八錢半夏姜製八錢茯苓八錢蘿蔔子炒陳皮連翹各二錢麦芽各一錢麸糊丸桐

口不食熱逼胃口以蕎麥粿法貽膈上使火下行仍服清胃利氣之藥或以香脯之法治之凡小兒下痢脉濇而數紋紫眉皺面青者是也大槩行血則便膿自愈調氣使後重自除

下痢不治証

下痢如塵腐色者　下痢如屋漏水者

下痢大孔如竹筒注水者　下痢如魚腦者

大黄湯　紅多者

大黄兒三歲已下者一錢弱者錢半　白芍一錢　當歸一錢　檳榔　黄連

枳殼各七分　水姜煎以利為度

木香檳榔丸　下痢紅白

黑丑取頭二錢 陳皮半錢 檳榔二錢 木香一錢半

右為末醋糊為丸白滚水送下不或錢半

加减黄芩芍藥湯 調血和氣

白芍炒 當歸 蒼朮 黃連 厚朴 黃芩各炒

檳榔 枳殻各七分 木香另磨入 水姜煎服

當歸益榮湯 久痢不止

當歸不炒 地榆 烏梅 肉果 訶子各八分 白芍炒

甘草 桂各五分 人參 白朮各炒 水姜棗煎服

固腸散 治同前

肉果挖去中間用乳香裝滿紙封外用麪包裹煨極熱為度取出去麪為末每一兩入粟殻淨末炒

每服五分米飲或酒下亦可

錢氏白朮散　久痢脫肛發熱

人參　白朮　茯苓　甘草各一兩　乾葛二兩　藿香葉

木香半　右為末米飲下一錢

蕎麥粿　禁口不食

蕎麥粉半升用水拌木別子仁十枚田螺二十個與木别仁同搗為餡作蕎麥粿餡蒸熟平切兩片先將一片藥面貼臍上候粿冷又更熱者以進食為度

香脯　治同前

精豬肉一兩批薄片以臘粉勻鋪將肉于火上慢炙再鋪再炙

以成脯爲度每以少許與兒喫如兒不欲喫將脯放兒嘴下嗅之兒自要喫

瘧

經曰夏傷于暑秋必痎瘧亦由乎内傷外感之所致也或先寒而後熱或先熱而後寒頭痛身疼乳食少進種種不同當分有汗無汗無汗者即與解表微汗而已十神湯方見傷寒有汗者急與補中清熱宜加減小柴胡湯挾痰加清痰藥泄瀉宜柴苓湯方見傷寒咳嗽者清肺解表便實譫語煩燥作渴者大柴胡湯下之方見傷寒又有邪瘧正發無常與之截瘧飲久瘧勞瘧宜大補氣血以截法截之

加減小柴胡湯　有汗

柴胡　黄芪各一錢　白术　白芍　當歸　知母

黄芩　人參　半夏各八分　甘草五分　水姜棗煎熱服

截瘧飲　截瘧

常山　知母各一錢　檳榔　半夏　枳殼各一錢　草果

甘草各七分　黑豆四十九粒　水姜煎空心服

水腫

水腫之候小兒因食飲傷脾脾虚不能制水水來乘土故脾虚而身面皆腫也治法宜補中行濕為主佐以利小便之藥身熱者水氣在表可汗身無熱者水氣在裏宜下腰以上腫宜發汗腰

以下腫宜利小便發汗者仙朮飲利小便者加減胃苓湯補中行濕者益脾散

水腫不治証

先起于四肢而後帰于腹者大便滑泄唇黒缺盆平臍突足手皆平掌平或男從脚下腫而上女從身上腫而下俱不治也

仙朮飲　腰以上腫

蒼朮　姜皮　紫蘇葉各一錢　厚朴　半夏　羌活

白朮　大腹皮各七分　水姜葱煎取微汗

加減胃苓湯　腰以下腫

蒼朮　澤瀉　猪各一錢　赤茯苓　厚朴　陳皮各一錢　檳榔各五分

薄荷——茵陳 各不等 白术平 豬苓分 薄桂二分 姜皮各分

赤小豆百粒 水煎服

益脾散 補中行濕

白术不等 甘草各分 薏苡仁 澤瀉 神曲 半夏

茯苓各分 薄荷茵陳末

元氣不足加人參七分 赤豆一百粒 水姜煎服

丹毒

丹毒者此由孕母過食辛熱遺熱於兒故兒積熱已久熱與血相搏而風冷乘之所以赤游而遍腫者也其熱如火痛不可忍或發于四支發於頭面胷皆俱宜急治否則入腹入腎則难救矣

梅坡治風熱積毒聚成發于頭面手足如胭脂色具熱如火輕重看手痛不可忍用防風工連翹工川獨活工麻点中黄芩工酒炒荊芥

荊芥中 當歸上 芍
赤芍酒炒上 川芎中 生地
中 蒼朮炒中 山梔
炒上 生甘草中 下消石
炒紅花 丹皮小
上熟服

治宜涼血解毒玄參丸活命丹外以磁鋒去瘡上黑血即愈

玄參丸　丹毒

玄參　蚯蚓糞略各二　牙硝　防風　蟬蛻各末

金銀花蕊一兩　京墨三錢煅

右為末煉蜜為丸如芡實大每服一丸薄荷湯調下

外用蚯蚓糞油調搽患處

活命丹　丹毒

心紅　山慈菇各一兩　雄黃三錢　冰片一分

右為末蜜拌飯上蒸飯熟為度每服兒大者八分小者五分

白滾水調下可作搽藥

醫經會元加味
六味地黃丸治腎與
膀胱俱虛冷氣束
之不……小便遺尿
不禁　日出用
懷生地酒洗蒸四兩
懷山藥二兩　牡丹皮
兩十　澤瀉　白茯苓　人參
三味各一兩　山茱萸肉　破故
脂炒研各一兩　益智仁研
一兩　肉桂　茱萸　右為末煉蜜丸
大量大小與之早午間空腹淡鹽湯下
月間食遠再服肥兒丸白湯下　方見下
雞腸散治小兒尿
床遺溺不自知者
用雞腸燒　牡蠣　茯白
茯苓　真桑螵蛸微炒
各等　辣桂減半
各三分年為粗末
每不姜……煎服

遺尿不禁

經曰不約為遺溺小便者津液之餘也腎主水膀胱為津液之府腎與膀胱虛故不能拘制其水出而不禁謂之遺尿宜黃芪束氣湯

黃芪束氣湯　氣虛遺溺

黃芪不下　白芍木　人參　破故紙　升麻　益智仁各等

五味三下　薄桂二分　水煎服

諸血証　吐衄便溺

吐衄血者火載血上錯經妄行宜降火散血使血各歸其經柏葉湯咳嗽者清金化痰湯次以補陰降火為主滋陰降

大便血者必因辛熱入胃而遺熱於大腸故也黃連槐角丸

又方 雞肶胵一具雞腸一具燒存性為末每服酒調下男用雌雞女用雄

小便血者熱聚膀胱故也宜分清飲

梔子柏葉湯　吐衄血

雞治小兒夜宿失枕放屎堂即止男女燒灰

梔子仁　側柏葉　牡丹皮　生地各八分　當歸

木通牛膝陳皮甘草白芍青皮紅花當歸川芎

白芍各八分　紅花　枳殼各八分　地蘇木一錢　甘草六分

每味三錢用童子雞肝浸豬肉煮水二碗煎燜去粗時俱雞肝搗碎為丸

水煎服

清金化痰湯　吐血咳嗽氣急

陳皮　牡丹皮各八分　天門冬　麥冬　貝母

枳殼麩炒　百合各一錢　梔子仁一錢半　地蘇木一錢半

水煎服

滋陰降火丸　補血養陰

淮生地一兩　龜板童便煮酥炙　當歸各一兩　天冬　麦冬

山茱萸肉　白茯苓各七錢　知母　黄柏　牡丹皮各柒

右為末煉蜜為丸如梧桐子大空心滚水送下五十丸

黄連槐角丸　大便血

黄連　槐角炒　枳殼　柏葉各减半

右為末裝入豬大臟内線縛兩頭外用韭菜三斤入水煮大臟極爛去韭不用和醋糊為丸如梧桐子大每服二錢滚水空心送下

分清飲　小便出血

梔子仁一兩　木通　滑石各兩半　燈心一分　水煎空心服

黄疸

遍身俱黄而小便亦黄澀者是也经云諸疸皆属湿热渴者难愈

胎黄之剂
生地 赤芍 桑 天花粉 赤茯苓 川芎
归 猪苓 泽泻 甘草 茵陳 等分 水
煎食前服

又有初生月黄者疸脉也宜皂礬丸遍体俱黄脉实者茵陳大黄湯元气不足者宜[illegible]雞丸

地黄飲子 乳母宜服
治小儿生下遍身面目皆黄状如金色或面赤身热眼閉不開大便不通小便如梔子汁黄

補身生瘡

皂礬丸　　胎疸

生地 赤芍 桑 杏 羌活 當归 甘草 各等分 不为極细 不用灯心湯食前服

皂礬一两炒 研為末梔子仁一两半搗飯為丸菉豆大每歲三丸白湯送下

犀角散
犀角 ... 茵陳 ... 根 升麻 炙甘草 ... 龍胆 生地 寒水石 葛根 各等分 水煎不拘时服

茵陳大黄湯　遍身俱黄体脉俱实

大黄不　木通　梔子仁　澤瀉　猪苓　赤茯苓

白术　神曲　茵陳 [illegible]　水姜煎服

皂雞丸　元氣不足

人參　當歸各二兩　皂礬一兩　白朮四兩　黃芪　厚朴

針砂名一丹針砂煅醋淬七次為末　先將皂礬與雞同食之取糞曬乾入前藥

為末搗飯為丸如梧桐子大每服二錢白湯下

龜背

背高腫突其狀如龜此肺經受熱所致宜清熱消痰利氣為主宜

消突丸龜背者脊背高如龜也此多成痼疾或灸肺俞膈俞

二穴肺俞穴在第三椎骨下兩旁各開一寸半膈俞穴在第七

椎骨下各開一寸半艾炷小麥大灸五七壯宜服枳殼防風丸

醫經會元方
百合丹　治龜胸
川大黃　天冬　杏仁去皮
尖另研　百合　桑白皮
葶藶炒　甜葶藶炒爛
石膏　煨木通等分
煉蜜丸菉豆大臨臥
白湯下五丸一方有石
膏
松花丹治龜背
麻黃　枳殼　防風　川

消突丸　龜胸

獨活 麻黄 大黄 前胡 桂心 各等分為末飲調下

貝母 天冬去心 百合 杏仁 桑皮 朴硝

大黄九蒸九晒各五分 木通 枳殻 葶藶 陳皮 各等

右為末煉蜜丸如菉豆大每服一錢五分白湯下

枳殻防風丸 羌活

枳殻 防風 當歸 麻黄各一兩 獨活半兩 大黄二兩

前胡半 右為末煉蜜為丸如菉豆大每服一錢伍分白湯

水送下

口瘡

小兒口瘡者乳母及兒多食辛熱甘甜之物致成此疾治宜清血中之熱瀉胃中之火宜黄連解毒湯洗用甘草散次用柳黄散

吹之又有一等麻豆之後毒氣未解熱毒上攻而口齒咽喉潰爛矣治宜大解餘毒犀角丸(方見舊门)次以神應散吹之患處須鹽服亦可依之

黃連解毒湯　血中有熱胃中有火

黃連　甘草　玄參(各一錢)　射干(不炒)　貝母　桔梗

連翹(各七分)　生地(八分)　犀角(不磨入)　水煎服

甘草散　洗疳

粉草(二兩)　番木鱉(二个)　右為末溫水調五分洗患處

柳黃散　吹口疳

黃柏　硼砂　蒲黃　芒硝　黃連　青黛(各等分)

共為末吹患處

神應散　走馬牙疳

白馬糞（泥固煅灰白色一兩） 膽礬（三錢裝入棓子內煅） 人言（入紅棗內煅成炭） 牛黃（各二分）

青黛（七分） 乳香（二分） 蜂房（泥煅灰白色一錢） 淡橄欖核（二十個煅成白灰色）

右為末雞毛掃患處

若患處臉外青者用大黃甘草為末貼患處

脫肛

會會至某升清濕熱大腸虛寒或因服凉藥太過或久痢臟寒白内注出者是也以补補之然各有義升麻酒炒槐角人參

因大腸溫熱下迫故也宜清熱升提其氣升麻神應丸泄瀉久不止而脫肛者氣虛下陷補氣升陽湯

升麻神應丸　溫熱脫肛

升麻　防風各五分　當歸　生地　黄連各一分

知母等分生甘草五分小茴香前四味外以五倍子燒灰存性烏梅肉炒黑共末以酒糊丸之上以肥兒治未能舉引咽之

右為末煉蜜為丸如梧桐子大每服一錢空心白湯下

補氣升陽湯　氣虛下陷

人參　白术各一錢　升麻　防風　當歸各八分　地榆

烏梅肉各七分　蓮子十粒　水煎服

淋濁

因濕熱滲入膀胱則為淋濁矣便而痛者為淋不痛而遺白膏者為濁雖有五種之名俱作濕熱治之初宜分利其熱八正散硃砂六一散之類痛甚者琥珀散利之淋久氣虛宜升補其氣加減補中益氣湯有若溺如米泔之狀者乃積熱所致百傷飲方見内傷

倍加黃連澤瀉

八正散　治淋初用

木通　甘草　瞿麦　萹蓄　大黃　梔子

車前各半　滑石一錢　水煎空心服

硃砂六一散　治症同前

硃砂　甘草各一錢　滑石六錢　右為末燈心煎湯下一錢

琥珀散　淋症痛甚或有血者

琥珀五分　海金砂一錢　滑石二錢

右為末鴨膽一個入滚白湯調空心下一錢

加減補中益氣湯　淋久氣虛

黄芪 黄芩各一钱 人参 當歸 木通各八分 柴胡
甘草 升麻 陳皮各五分 白术一钱五分
水煎服

小兒門

抱龍丸　治小兒風痰壅盛驚搐

牛胆星一兩辰砂　雄黄各二錢半　射香一錢　天竺黄二錢

為末煉蜜丸肥皂子大每服一丸甘草薄荷湯化下

牛黄抱龍丸　此屢服聡治一切急慢驚風及風熱風癡用薄荷

煎湯磨服一丸兒不作二三次服

胆星一錢辰砂一錢二分雄黄一錢五分姜蚕三分鈎藤一錢五分

人參一錢五分天竺黄二錢五分茯苓一錢五分

另將牛黄二分射香五分同研細入前藥末内又精研俟將甘

草四兩剉碎用水二大碗煎成膏一兩入藥末内丸如芡實大

金箔為衣陰乾藏之勿令泄氣每以微火遙

延生第一方　鎮江錢醫官傳

小兒初生臍帶脫落後取置新瓦上用炭火四圍燒至烟將盡放土地上用瓦盞之類蓋之存性研為末預將透明硃砂為細末水飛過臍帶若有五分重硃砂用二分五厘生地黃當歸身濃煎汁一二蜆殼調和前二味抹兒上腭間及乳母乳頭上一日之內晚至盡次日大便遺下穢污濁垢之物終身永無瘡疹及諸疾生一子得一子十分妙法也

神功消毒保嬰丹

凡小兒未出痘瘡者每遇交春分秋分時服一丸其痘毒能漸

消化若只服一二次亦得減少若服三年六次其毒盡能消化必保無虞此方神秘本不欲輕傳但慈幼之心自不能已願與四方好生君子共之

纏豆藤一五兩其藤八月間收取茅豆梗上纏繞細紅絲者是採取陰乾此藥為主妙在此藥　黑豆三十粒　赤豆七十粒　山查肉一兩　新升麻七錢半　荊芥錢　防風錢　生地一兩　川獨活　甘草錢　當歸錢　赤芍錢　連翹錢五分　黃連錢　桔梗錢　辰砂一兩水飛另研　牛蒡子一兩修炒過　苦絲瓜五寸長隔年經霜者妙燒灰存性

各為末和勻淨砂糖拌丸李核大每服一丸濃煎甘草湯化下

其前項藥須預辦精料遇看分秋分或正月十五日七月十五

日脩合務在精誠忌嗔人猫犬見合时向太陽祝曰神仙真藥体合自然嬰兒吞服天地齊年吾奉太上老君急急如律令勅一聲七遍

治凡初生小兒口屋并牙根生白點名馬牙不能食乳此與鵝口不同少緩即不能救多致夭殤急用針傳節工將白點挑破出血用好京墨磨薄荷湯以手研母油髮蘸墨遍口屋擦之勿令食乳待睡一时醒方與乳再擦之即愈

五福化毒丹　治小兒驚熱一切胎毒口舌生瘡腫脹木舌重舌牙根腫

生地五錢　天冬二錢　玄參三錢　甘草一錢　硼砂五分　青黛五分

麦冬二分

為末煉蜜為丸如芡实大每服半丸灯心湯化下

金蟾丸　治小兒諸驚風

珍珠三分　胆星二錢　全蝎去頭足　姜蚕炒去嘴　辰砂水飛　蟾酥一分

金銀箔下　木香七分　檳榔水　黑丑半　甘草水　豆粉水

為末凉水搗丸員眼大金箔為丸每服一丸姜湯化下

吉水鄧小兒方

珍珠三分　胆星二錢　天竺黄　荆芥　防風　姜蚕各錢

辰砂一分　琥珀二錢　牛黄　蟬蜕　木香各七分

為末用山藥打糊丸員眼大每服一丸姜湯化下

辟風錠子

治小兒急慢驚風百發百中其効如神兼治大人一切諸風破傷風

全蝎二十个生用　膽星臘月用肥澤无病犍牛膽一个將南星入內懸高處四十九日後取出各晒乾收用七錢

防風　白附子各五錢　乾薑二錢　川烏　天麻　川芎

白芷　人參各錢　牛黃二錢　辰砂一兩　麝香二錢　片腦二錢

薄荷　木香　白朮各錢　白姜蚕二十个生用

一方加天竺黃三錢為末用麻黃一斤甘草半斤蜂蜜二兩煎作膏令稀稠得宜將前藥末和勻為錠金箔為衣急驚手足搐搦用金銀磨湯化下慢驚四肢不收啣、如眠不省人事淡姜湯化下各量大小虛實或半分一分二分三分斟酌與

服大人破傷諸風温酒下

硃砂定驚丸　治小兒驚風諸般驚積

硃砂　巴豆(去油)　天南星(生姜炮七次各一分)　為末醋糊丸黄米大每歲二丸薄荷湯不拘時下七丸為止五歲以上不可服

保生錠　治小兒急慢驚風痰涎壅盛胎驚内吊多啼夜悶恍惚不寧久患癲癇咳嗽發熱身目中暑發搐悉皆治之常服鎮驚安神寧心

牛黄(三分)　天竺黄　辰砂(各一两)　雄黄(三分)　射香(五分)　片腦(一分)

琥珀(一两)　珍珠(末)　礞石(三分火煅七次)　蛇含石(三分火煅七次)　金銀箔(各四貼)　天麻

防風　甘草　茯神(去皮)　人參(各三分)　姜蚕　血竭(各五分)

遠志去心　陳皮　　胆星各一分

爲末粉米糊爲鋌辰砂爲衣用薄荷湯化下

治小兒急惕驚風

五月五日取白頸蚯蚓不拘多少去泥焙乾爲末加硃砂等分

糊爲丸金箔爲衣如菉豆大每服一丸白湯下　取蚯蚓法先

以刀斷蚯蚓爲兩斷看其斷跳快者治急驚斷跳慢者治慢驚

作二處合之

珍珠散　　治小兒客忤驚風痰熱心煩恍惚睡臥驚跳時或

咬牙啼叫不已小便赤澁或吐黄沫

真珠末　海螵蛸　滑石各等　茯苓　人參

白附子各錢 硃砂錢 甘草 全蝎 腦子 麝香錢五
金銀箔五片 為末每服五分燈心麦冬煎湯入麝少許調下
金箔鎮心丹 治嬰孩小兒鎮心解熱退驚安神除煩燥止啼
全蝎一个用薄荷包慢火上炙乾 天麻生曬 防風去芦 羌活去芦 牛黄
茯苓去皮 犀角 甘草炙 麝香 朱砂水飛錢 金箔二十片
為末煉蜜丸皂角子大薄荷煎湯不拘時研服
辟邪膏 治小兒卒中惡毒心腹刺痛悶乱欲死凡腹大
而滿診其脉緊細而微者生緊大而浮則死急服蘇合香丸再以
皂角末搐鼻次服沉香降氣湯加人參茯苓不愈進以辟邪膏
丸不効者多許亦可

降真香　白膠香　沉香　虎頭骨　鬼臼

龍胆草　人參　茯苓各等

為末入雄黃五分射香不煉蜜丸乳香湯化下及令兒帶或燒臥內尤妙

九龍控涎散　治小兒蘊熱痰塞經絡頭目仰視名為天吊

滴乳香各另研　天竺黃各半　雄黃各另研　臘茶各　白礬各火煅

甘草半炙　荊芥穗不炒　巴豆一百粒半生半炒　赤脚蜈蚣一條酒浸炙

為末每服五分至一錢盃人參薄荷湯下

又方　治小兒卒中惡毒心腹刺痛

用蘇合香丸調薄荷湯下

當歸散　治小兒胎中受寒生下再感外風面色青白四肢厥
冷大便青黑及腸疼盤腸内吊病並皆治之
當歸 微炒　黄耆 蜜炙　細辛　黄芩　龍骨 細研　赤芍藥
桂心 各等　為末每服以乳汁調下一字日三服量兒大小加減

釀乳方　解胎中受熱生下面赤眼閉不開大小便不通不能
進乳食
澤瀉 二兩　猪苓　赤茯苓　天花粉　茵陳　甘草 各等
生地 二兩　右㕮咀每服二錢水一鍾煎半鍾食後令乳母服
去宿乳與兒服

茴香散　治小兒盤氣痛

茴香炒　木香　黑附子　金鈴子去核用皮　蘿卜子炒　檳郎
破故紙　白豆蔻纓各等　吹咀每服二錢水盞半入鹽十餘立煎服
治小兒喉中痰壅喘甚
用巴豆一粒搗爛作一丸以綿花包裹男左女右塞鼻痰即
墜下神效
治撮口臍風為風濕所傷或尿在抱裙之内遂成臍風面赤喘急
啼声不出名曰撮口
赤脚金頭蜈蚣一條蝎稍四尾姜蚕七个瞿麦五分為末先
將鵝毛管吹藥入鼻内使嚏噴啼哭為可醫後用薄荷湯調服
一方小兒初生七日若有臍風必自發出青筋一道行至肚却生

兩血待行至心不治必知者常視其青筋初發速照青筋頭上灸三炷或行至兩血處亦照兩血頭上截灸六炷青筋自消兒必活矣

宣風散　治初生小兒臍風撮口多啼不乳口出白沫

全蝎二十一个頭尾全者去毒用好酒塗炙為末麝香一字另研為末用半字金銀薄湯調服

小兒啟脾丸　消食止瀉止吐消疳消黃消脹定肚疼常服益胃生肌健脾開胃

人參　白朮　茯苓　山藥　蓮肉各兩　山查

甘草　陳皮　澤瀉各錢

為末用蜜丸彈子大空心米湯化下一丸小兒食傷諸病服之立愈

白术膏一名助胃膏　治小兒吐瀉大能和脾胃進飲食

人參　白术炒　白茯苓　肉菓麪裹煨　藿香各五錢　山查

甘草炙各五錢　陳皮　澤瀉各五錢　~~為末用蜜丸彈子大~~

白豆蔻七分　肉豆蔻　木香各　砂仁炒二十粒

為末煉蜜丸肥皂子大每服一丸空心米湯化下

助胃丸　小兒服之一生不傷脾胃

人參　白术　茯苓　神曲炒　麥芽炒　砂仁去皮

香附去毛　糖球　陳皮各一兩　粉草　為末煉蜜丸龍眼

大每服一丸米湯研下或作小丸亦可

助胃膏　治小兒吐瀉

白豆蔻　丁香　木香　肉豆蔻　官桂

白术　藿香　砂仁　白茯苓　甘草炙　橘红

山藥各四　為末煉蜜丸雞豆大每一丸溫米飲下

香橘餅　治小兒吐瀉

丁香　橘红各等分　為末煉蜜丸黃豆大作餅含化

又方　名白玉餅子

寒石麪二兩　白滑石二兩　巴豆十二粒去油　半夏十二粒炮七次

為末滾湯丸菉豆大作餅每歲一餅半不拘時乾姜湯下五歲

以上不可服

治小兒吐瀉脾驚　一二歲小兒

硃砂五厘二歲以上一分三歲以上四五分　輕粉五厘　全蝎个去毒足一歲以下个三歲以上二个

為末用乳調服　一方不用輕粉者可

治小兒吐瀉四君子湯加砂仁若有驚加全蝎一个

又方

人參　白朮　茯苓　甘草　川烏　全蝎等

水一鍾煎服二方極妙

治小兒泄瀉方

用巴豆研末為膏貼在顖門上燒線香一炷未盡即去巴豆膏

立效如神

治小兒吐瀉或久痢

赤茯苓　白术　木香　粉草

等分為末煉蜜調滴服立効

癩疾方

用鴿子一隻個冷水下鍋煮二三沸取出去白用黄研碎以生姜

半汁小鍾和勻與小兒服之不用藥其効如神

秘傳五疳散　專治小兒五疳潮熱面黄肌瘦煩渴吐瀉肚大青

筋手足如柴精神倦怠試有効无疾預服此藥則諸疾不生

元氣虛弱者服半月自然肥肩身体輕健

白术(米泔水炒一兩五錢)　白茯苓(去皮一兩五錢)　甘草(炙五錢)　麦冬(去心一兩)　史君子肉(切碎炒黑七錢)

山查肉蒸　麦芽(炒各五錢)　金櫻子肉(炒黑各)　芡实(去殼)　蓮肉心(隔紙炒各)

青皮去穰麩炒末　橘紅　袁　右為末和勻重七兩每次用藥末一兩
用煉蜜半斤或四兩調成膏每日中晌晚間各服一二茶匙溫
水漱口　身熱咳嗽加地骨皮百部各五分　肚腹脹大便
水瀉腸鳴作糖或舌苔不和加檳榔二錢五分木香一錢　裏虛
氣弱加人參二錢五分　煉蜜法用極大青竹筒一節刮去外
面青皮兩頭留節將一頭鑽一孔灌蜜令滿仍用竹釘固孔以
水煮蜜熟為度或加茅根一把在水中煮蜜更佳如將蜜送煉
臨時調藥旋服亦好途中無蜜滾白水調服亦可

治牙疳方

滑石　銅綠　杏仁　青鹽俱等　為末擦瘡上立効

治走馬牙疳

槐皮燒灰存性 潞鹽炒五分 爲末若鼻與喉嚨內有加片腦一分珍珠一分用鵝毛管吹入

烏犀丸　治諸般疳積

丑頭末二兩 青皮三兩 史君子肉七錢五分 白蕪荑二錢半 鶴虱炙 蘆薈不燒紅醋淬另研 苦楝根皮炙 右炒令焦黑色爲末麵丸麻子大每三五十丸米飲下食前量兒大小加減

黃龍丸

三稜三兩 黑莪朮三兩 青皮一兩炙 山查肉 乾姜炮五錢半

用麵丸麻子大日晒乾食後姜湯下量兒大小加減 烏犀丸

龍二丸間服食前服烏犀食後服黄龍

胡黄連丸　治疳病腹大

胡黄連（五分去果子積）　阿魏（一錢半醋浸去肉積）　神曲（二錢去食積）　麝香（四釐）　黄連（二錢炒去熱積）

為末猪膽汁丸如黍米大每服二三十丸白术湯下

治小兒疳疾方

鴿糞　皮硝（飛過各四錢）　阿魏（一錢）　麝香（一釐）　香餅（三錢）

為末拌匀入磁器內听用服時用厚紙五六層將藥一撮滚水調攤帋上如疾在左在右在中將藥貼疾五寸服之三四次有效

治小兒疳積　凡小兒腹脹肌瘦立眉豎眼頭毛生瘡結如麥穗者並治

用立秋以後大蝦蟇一隻斬其首去其四肢刳其腸肚以清油塗之上加以覆瓦下加以仰瓦各用火炙之令熟與小兒喫之腹中之積穢盡下連服四五次一月之後形容改變効不盡述

治小兒臍瘡

白礬　白龍骨各火煅研等分　爲末每用少許付之　一用綿子燒灰付

治小兒臍腫汁出

用枯白礬末付　或黄柏末付　又小兒臍不乾伏龍肝塗之

或用白龍骨加枯凡等分付之

化毒丹　專治小兒一切胎毒口舌生瘡腫脹木舌重舌牙根腫脹

甘草三兩　桔梗二兩　玄參一兩　人參二兩　茯苓二兩　薄荷二兩

青黛豪　牙硝末　為末用蜜丸薄荷湯化下

治小兒重舌

用竹瀝或黃蘗丸時點舌上或真蒲黃塗亦可

治小兒舌腫塞口欲滿者

用紫雪一分竹瀝半合細研和匀頻置口中以盡為度

治小兒夜啼

用蟬退廿七枚全者去翅足為末入硃砂一字蜜調為丸使吮之

燈花散　治邪熱在心內躁夜啼

用燈心三兩顆研為末燈心煎湯調抹口中以乳汁送下日進二服

治小兒腹脹

蘿蔔子煎　紫蘇　乾葛　陳皮等分　甘草減半

水一鍾煎服食減者加白术

治小兒外腎腫大

木通　甘草　黄連炒　當歸　黄芩等分

水一鍾煎半鍾服

治小兒尿血

甘草湯調益元散加升麻煎服尤妙

治小兒吐蚘虫

用苦楝根為君佐以二陳湯煎服

治小兒禿瘡

松樹厚皮燒灰二兩　黃丹水飛一兩　寒水石研一兩　白礬枯　黃連

大黃各五錢　白膠香熬熟傾石上二錢　輕粉一分

為末熬熟油調付瘡上須先洗了瘡痂付之佳

小兒遍頭生瘡　又名黃水瘡

用鹹魚並麻油煎熟去魚將油搽塗于瘡上數次即愈

治小兒火丹方

用寒水石與白僵蠶等分以水調塗紅腫之處甚効

兔血丸　治痘瘡要法

臘月八日採生兔一隻取血以蕎麪和之加雄黃四五分候乾

成餅丸初生小兒三日後如菉豆大者與二三丸乳汁下遍身

發出紅點是其微臊有似身不出痘疹者雖出亦不稠密也兒長會飲食者就以兔肉喂之尤妙或云不必八月但臘月兔亦可

預治痘疹方 此方發初熱服之不出若見標者服之毒氣即散回消者服之即起

川芎 當歸 升麻 甘草各六兩

右為粗末一起取東流水煎三次每次用水三碗文武火煎至一碗半濾下又煎三次共藥水四碗半所用又用好硃砂四兩以絹袋懸入土罐加前藥水同水煮盡為度取出焙乾為末以紙羅過聽用再以引經散用粳米二三合以紙包除外用黃土固濟入火煉過紅冷定打碎取米黃色者用之白色者不用每

服以砂末不末末不炼罐二匙好酒二匙白沸湯一小鍾共一攪調勻用茶匙喂盡取効

又方名三豆湯

赤豆（即紅小豆間粒的）大黑豆、綠豆各等分 甘草三分

以三豆淘淨用水八碗煮豆熟為度逐日空心任意吃豆飲汁三日

又方名油飲子童子用

真麻油一斤每日飲少許飲盡永不出 已上二方出扁鵲倉公

龍鳳膏 凡值天時不正鄉鄰痘瘡盛發宜用

烏雞卵一个 地龍一條（細小而活者出田間野物也） 以雞卵開一小孔入地龍在內夾皮紙糊其孔飯鍋上蒸熟去地龍與兒食之每歲立春日辰一枚無有

絲瓜湯

五六月間取絲瓜小小蔓延藤絲陰乾約二两半重收起至正月初一日子時父母只令一人知將前絲瓜藤煎湯待溫洗兒全身頭面以去其胎毒永不出痘如出亦輕

保元湯　解豆毒補血氣之劑

人參　黃芪　甘草　白芍藥炒　當歸酒洗　白术

陳皮去白各等分　牛蒡子炒研　玄參酒洗　水一盞煎七分溫服

惺　散　治小兒瘡毒及傷風壯熱時疫瘡疹

人參　白术　桔梗　天花粉　細辛　甘草炙

川芎　白茯苓各等分　水一鍾姜二片薄荷二葉煎半鍾溫服

人參羌活散 治小兒傷寒頭疼發熱身痛及時行痘毒

人參 甘草 茯苓 羌活 独活 柴胡

前胡 桔梗 川芎 枳殼 地骨皮 天麻等分

紫草少許 水一盞姜二片薄荷二葉煎服

倘先傷風微熱或有痰食可服參蘇飲

又方 痘瘡出四五六日未從滿

人參各 甘草三分蜜炙 川芎四分 當歸六分 黃芪七分蜜炙 白芷四分

木香三分 紫草二分 桔梗四分 防風三分 厚朴三分姜炒 桂二分

水四盞煎三盞服

又方 痘瘡七八日膿小根窠欠紅或裏作泄

人參一錢　甘草四分　白茯苓一錢　白术八分　川芎一錢　川歸八分

芍藥一錢　黄芪八分　官桂一錢　蓮肉一錢　生地八分

水四盞姜三片棗一枚煎服　瘡出十日十一二日或瀉泄惟

且可用木香散異功散加减服未出瘡之先以解毒為主亦需

灰硃砂蜜和服之亦可

又方

專治黑陷根窠不紅活灰白色豆塌如蛇皮樣黑者只要

有氣皆可治之

工好硃砂四兩有光墻壁者一兩荔枝殼煎水煮用絹包硃砂一兩用湯煮空掛起微火煮以湯大滾為度

右取硃砂研末用天靈蓋三分以射香三分先將天靈蓋打碎投

入射香黄泥固罐包了下火燒紅冷定取出共為末作一次用

飛罗麪四兩臘月兎兒血為丸臘月辰日合此為隱如菉豆大

每服一丸酒嚥下神効乃仙方也

暑天出痘化毒湯

紫草 升麻各一錢 甘草 陳皮各一錢 粘米五十粒

水一鍾煎半鍾温服

治小兒痘後餘毒腫痛

用糠牛糞炙燒灰存性以砂糖調下屢効

小兒痘後遠毒生瘡不已方

蓮花一錢 蒼朮米泔浸一宿去粗皮五分 當歸一錢 荆芥四分 川芎八分

赤芍一錢 木通三分去皮 牛蒡子五分炒研 黃連四分 紫草四分去芦用茸

甘草（五三下） 生熟地（酒洗 八下）

水一鍾煎半鍾作二服不拘時或作散丸亦可用滾水下

治小兒痘疹眼中生翳

用兔糞加蟬蛻木通甘草煎湯頻服

又方

兔糞（四兩采 已炒） 石決明（用七孔者 火煅一兩） 草決明（一兩） 木賊（去節 一兩） 當歸（酒浸）

白芍（一兩） 防風（去蘆 一兩） 穀精草（二錢）

為末煉蜜丸菉豆大每服數十丸荊芥湯下食後服驗之有效

又方

谷精草（一兩） 生蛤粉（千） 黑豆皮（錢） 加白芍藥（二錢 酒拌炒）

食之不拘时連汁服之至一二月効
右為末用猪肝一葉以竹刀批作片子摻藥末在内以草繩縛
定磁器内慢火煑熟令兒食之

葉天士家傳秘訣一卷

原題〔清〕葉桂撰
清抄本

葉天士家傳秘訣一卷

本書爲中醫兒科著作。葉桂（約一六六六—一七四五），字天士，號香岩、南陽先生，吴县（今江蘇蘇州）人，清代著名的温病四大家之一。本書原無刊本，僅以抄本流傳。方慎盦於一九二九年刊行《回瀾社影印醫書四種》時，從友人汪紹達處徵得本書，并收入其中。書中論述脹病、積痛、吐瀉、嘔吐、泄瀉、痢疾、疳症、疸症、兼症、肺所主病、喘嗽、腎臟主病等。内容結構完整，辨治法多結合醫案論析，有一定參考價值。

葉天士家傳秘訣

迴瀾社醫書之一

迴瀾社影印醫書敘

吾師黃石屏先生逝世以後予奉先生遺命勉以鍼灸之學就正於海上諸君子者有年矣鍼灸而外各家醫學固未嘗不究心也頃與同道數人結一醫學迴瀾社以為講習討論之地意在於醫學之盛衰有所補益非特為敬業樂羣而已汪君紹達雖不以醫見業而研究醫學垂四十年同社中尤引以為重嘗見其所藏醫書則秘本孤本為外間所罕覯者往往而是因謂君曰醫學式微至今日而極何不於君所藏書中擇其精要有實用者次第刊布俾人人得而讀之或可藉以轉移風氣汪君曰善乃本此意選出若干種擬分數次付之影印以廣流傳他國人之著述苟能補我不逮者亦間及之其意以為活人之術

原無畦畛惟必先約後博使讀者易知易能由此以通貫醫經經方則其治病也自能如鏡之取影鼓之應桴外人不生輕視之心生民永無夭扎之患又豈區區版本云乎哉己巳五月合肥方慎盦

第一輯書目

葉天士家傳秘訣敘

葉天士先生本一祖傳之專門兒科醫家也自受學於王子接始能貫通各科先生一生醫名噪甚求診者戶限為穿國初諸老咸謂先生並無著述非不能實無暇也世傳先生著述多種皆後人所託名而以最通行之臨症指南溫症論治誤人最甚今之談醫者多奉二書為圭臬轉污先生之盛名矣予早年得先生家傳秘訣寫本一冊隨筆記載並未加以修飾細讀之知係先生晚年追記平生所治兒科諸症並祖傳心得方法筆之於書傳於後嗣者也其論症與內經仲景往往吻合真不愧王氏嫡傳其證一也其治小兒蟲疳諸症別出手眼所述祖訓家傳方法皆他書所不經見其證二也其謂錢氏小兒方每有錯

誤必非仲陽親筆如此之類非先生不能知之其證三也末載治其孫走馬疳症足見此書乃先生晚年所記其學問閱歷並臻精到非他人草率著書可比先生負神醫之目及其老也僅傳此一卷兒科書豈非以累世家學不容湮没故留以嘉惠後人予於二百年後幸得先生未刊遺書又何敢湮没不傳使天下知葉氏醫學之自有其真者固在此而不在彼耶己巳五月

江盛汪紹達

葉天士家傳秘訣

常熟黄山居士珍藏

脹病

脹病有二。屬虛者多。實者少。東垣錢氏等從虛治。內經云。太陰從濕。謂寒濕也。作熱治者誤矣。當以脉證辨之。實脹者。或因食積。或因澼塊。先有物在胃腸中。而後脹形於外也。按之則堅。宜消導以去之。不可攻之。攻則愈虛不可治矣。宜胃苓丸主之。虛脹者。或因吐瀉瘧痢之後。脾胃久傷而病。此虛氣在於膜肓之外。其外雖脹。其中無物。按之則濡。扣之有聲。不可外攻。攻之即死。宜用溫補。錢氏加減異功散作丸服之。

人參一錢　白术一錢　甘草炙一錢　青皮五分　陳皮五分　枳實炒五分

厚朴炒五分　半夏麯五分　黄連五分汁炒　木香五分　丁香五分

藿香葉五分

右爲末、神麯糊丸、麻子大、炒陳米湯下、

如因於熱者。必口乾飲水。神識不清。無時譫妄。宜三黄丸。河間涼膈散。仍作肥導法

河間涼膈散

連翹一錢　黄芩二分半　薄荷葉三分　梔子仁三分　甘草五分

大黄五分　朴硝五分

右用水一鍾、竹葉五片、煎臨熟、入蜜一匙、去渣温服、

因於宿食者。必惡食吞酸。腹中時痛。宜三黃枳术丸。方見後木香檳榔丸主之。

因於積者。腹中陣痛。丁香脾積丸主之。

小兒腹脹。與大人不同。多因傷食得之。宜胃苓丸。合丹溪保和丸主之。

如果傷食腹脹。或痛。吞酸。惡食。大便不利者。宜木香承氣丸主之

木香承氣丸

枳實炒 數分　厚朴薑炒 數分　檳榔酒浸 數分　木香少許　大黃酒浸 數分

右為末。酒糊丸。麻子大。白湯下。

二

木香檳榔丸　治𠌱一切熱積，兼治痢疾腹痛。

木香　檳榔　青皮去白　莪术煨　黃連　黃蘗

香附子　枳殼麵炒，以上各一兩　將軍炒，二兩　黑丑二兩

如婦人則加當歸兩半

右爲末，水杵爲丸，麻子大，薑湯下。

加減塌氣丸　治腹脹

草菱　砂仁　青皮　陳皮　丁香　全蝎炒

萊服子炒，以上各數分

右爲末，神麯糊丸，麻子大，厚朴湯送下。

六

一女有食積脾虛病。出痘後。又傷食。腹脹。不喜食。予用胃苓丸方。加枳實炒。神麯。麥蘖。青皮。作丸。服之。

一兒先病瘧。傷食成痞。又傷食甚瘦。腹脹大而堅。見人則哭。予立一方。用人參。白朮。白茯苓。甘草。半夏麯。枳實炒。厚朴。黃連。木香。莪朮。砂仁。使君子。神麯。麥芽。鱉甲。夜明砂。當歸。川芎。等藥。

一兒瀉後腹脹。予用加減塌氣丸。服之愈。

一兒瘧久不退。腹大而堅。予用化癖丸服之。愈。

一兒五歲。腹大善食。予見之。謂其父母曰。乳多必損胃。食壅即傷脾。令郎腹大如是。又不知節。縱其口腹。吾恐腸胃乃傷。不成腸癖。必成

三

疳也。後果成疳。肚大青筋。請予治之。以集聖丸調理而愈。

一兒善食腹大。予用保和丸、胃苓丸。二方相間。又以集聖丸調理而愈。

凡病初起。有食飽傷胃而脹者。法宜消導之。切不可攻下。日久有脾虛不能消食。食飽即脹者。此宜補脾以助其傳化。亦切不可攻下。以誤殺小兒也。

腹中有癖。瘧後多有之。兒有癖者。常作寒熱似瘧。不可作瘧治也。癖去則寒熱自止。傳家消癖丸甚效。

消癖丸

七

人参　陳皮　三稜　莪术　木香　黄連

枳實　夜明砂　使君子　乾蟬　半夏麯

麥芽　海昆布

右爲末酒糊丸麻子大米湯下

先翁治癖只用香蟬丸

木香　人参　黄耆　當歸　桔梗　莪术

三稜　鱉甲　緑凡　枳實　使君子　練根皮

訶子 以上各二兩　乾蟬七錢五分　黄連一兩

右爲末丸如緑豆大水飲下

四

腹痛　有虫　有積

虫痛發作無時。隨痛隨止。發則面色㿠白。口中涎沫。腹中作痛疙瘩。脉洪大。目直視似癇。宜下之。用木香。檳榔。苦楝根白皮。煎湯送下。又常用雄黃解毒丸下之。小兒體弱則不可下也。用安虫丸以漸去之。

安虫丸

莪术醋煨　木香　黃連　青皮　檳榔　使君子

白蕪荑仁　白雷丸白者佳　苦楝根皮白佳赤毒　以上各數分

右為末、醋麵丸、麻子大、白湯下、

家訓云、凡欲取虫。須於每月上弦前取之。虫頭向上。若望後頭向下。

苦

不可取也。

一兒善食，常苦虫痛，用安神丸服之，三日後取下一虫，甚異，約長一尺，身赤色，大如鱔，令人手持其兩頭牽之，長二三尺，形如小綫，放下依舊短縮，此虫母也。

一遺予常苦腹痛，請翁治之，再三不效，復請予治之。予問翁曾用何藥，翁曰：雄黃解毒丸。予問翁再有別方否，翁曰：只此一方，用之屢不效。予告翁曰：此虫有靈，當設方法治之，擇除破日，在每月初旬取之，勿令兒知也。隔夜煎苦楝根，次日五更與其伯母議，用清油煎鷄子餅一個，先食之，後服藥，故不與食，兒聞其香味，急欲食之，腹中如有

五

物湧上心口。取藥與服之。少頃心口之物墜下。以蚕食之。不食也。已時腹中大鳴。而瀉下一虫。甚異。約小指長。有頭有手足。狀如嬰兒。予見之。驚曰、此癆虫也。泮西云、彼父母癆死。今此兒正三傳也。幸去之矣。今一婢用鐵鉗夾之河中。以火焚之。有煙撲入婢口中。其婢亦病癆死。此男無恙。至今誦之。翁曰、汝用何藥如此效。予曰、雄黃觧毒丸恐人知。故秘之也。

一兒有虫痛。黃瘦。腹中時痛。口饞。如有肉食。則痛不發。一日無肉。則痛發也。請翁治之。翁命予往。見其子甚弱。不敢下。乃思一訣。只用苦楝根皮放肉汁中煮食之。單服三日。下虫如蝌斗者一盆。色黃黑。後以養脾丸調理而安。翁謂母曰、吾有子矣。往吾教他讀書。醫出於儒。
母喜。
一兒、七歲。善食肉。常病腹痛。其父問曰。積痛虫痛何如。予曰、積痛發
有常處、手不可按。惡食而口乾。虫痛無常處。喜手按摩。口饞而吐清
水、此兒乃虫痛也、以藥取下之、下虫十餘條而痛止。未一月又痛。予
曰、不可再取矣。如不去其虫。則痛不除。積不除。則虫又生。苟再取之。
恐傷胃氣也。乃立一方。用黃連、木香。檳榔。去積爲主。陳皮。青皮。三稜。
莪朮。枳實。山查。專去其積。使君子。白蕪荑。川楝子。苦楝根皮。專去其
虫。等分爲末。神麯糊丸麻子大。米飲下。常服之。時下小虫如指大。約
六

長一尺。乃虫母也。自後痛漸減。

或問人腹中皆有蚘虫。何兒之虫獨多也。予曰。小兒食傷成積。積化為虫。嘗觀草腐而化螢。木腐而生蠹。人脾虛而虫集。其理一也。或又問虫之狀不同者。何也。曰。各從其臟變化也。如心屬火。化為羽虫。肝屬木。化為毛虫。肺屬金。化為介虫。腎屬水。化為鱗虫。脾屬土。化為倮虫。故蚘虫倮虫。出於脾。為土化也。

積痛

小兒腹痛。屬食積者多。食積之痛。屬寒者多。蓋天地之化。熱則發散而流通。寒則翕聚而壅窒。飲食下咽之後。腸胃之陽。不能行其變化轉輸之令。使穀肉菓菜之物。留戀腸胃之中。故隨其所在處而作痛也。如在胃中。猶是完物。在當心而痛。宜吐之。所謂高者越之是也。瓜蒂散主之。其在小腸中痛。雖變化猶是糟粕。其痛在心之下。臍之上。宜辛溫之藥利下之。宜丁香脾積丸主之。

一兒周歲食雞肉太早。自此成積。日漸羸瘦。不思乳食。其父請治。予取養脾去積丸。先服三日。後用脾積丸。雞肉湯下。取下雞肉一片。猶未化也。再服養脾丸調理而愈。

其在大腸者。水穀已分傳送廣腸為疾也。其痛在臍之下。宜苦寒之藥下之。木香檳榔丸主之。

如可吐者。不如鹽湯探吐之法猶妙。如飲食之後、便有胃口痛者。此宜吐之。如因舊日之疾作痛者。不可吐之。恐傷胃氣。宜小陷胸湯主之。

枳實 夫炒二錢五分 黃連 薑汁炒二錢 草豆蔻 炒五分

右爲末、神麴糊丸、麻子大、薑湯下、

一兒一日胃脘當心而痛。予治七日不止。予以手摸其胸腹。問在何處、惟心之下。手不可近。予曰、吾差矣。何怪其藥之不效也。凡腹手可按者虛痛也。手不可按者實痛也。實痛非疾則痰。故手不可按也。乃立一方。以枳實導痰丸控涎丹二方內。擇取枳實黃連半夏各二錢、木香、黑牽牛頭末、白芥子炒、甘草等分、搗羅爲末。用生薑自然汁和神麯丸麻子大。以沉香木香檳榔磨水下。或薑湯亦可。初服二十一丸。少頃痛移下中脘。又服七丸。至臍下。又服五丸。利下清水而止。乃知是脾痛也。復作枳朮丸。加青皮、陳皮、木香、砂仁、神麯、麥芽、山查。調理而安。治痛者、其可忽諸。

凡腹中積痛者、只在腸胃之中。蓋腸胃爲市物之聚也。脾主腐化而無所受故也。非客所犯。必不爲痛。如有脾痛者。宜祖傳三聖散主之。

蒼朮 鹽炒　香附子 鹽炒　良薑 清油炒

右爲細末熱酒調下

八

吐瀉

吐出上焦。瀉出下焦。乃腸胃之病也。脾在中焦。管攝乎上下之間。吐瀉互作者。乃脾之病也。

夫人身之中。足陽明胃脉之氣。自上而下。足太陰脾脉之氣。自下而上。上下循環。陰陽交接。謂之順而無病也。故胃氣逆而爲上。則爲嘔吐。脾氣逆而爲下。則爲泄瀉。吐瀉之病。脾胃爲之總目也。

發揮云。胃在上焦。主內而不出。嘔吐則不內矣。腸在下焦。主出而不入。有經泄瀉出。則無經矣。觀朱無議傷寒括云。胃家有熱難留食。胃冷無緣納水漿。則吐之出於上焦也明矣。又張長沙傷寒論云。下利服理中不止。理中者。理氣也、治泄不利小便。非其治也、五苓散主之。不止者在下焦。赤石脂禹餘糧湯主之。則泄瀉出於下焦也明矣。

赤石脂 一斤 禹餘粮 一斤 水陸升、煮取二升、去渣分三服、

又按治泄利者。有四法焉。有用理中湯以治其裏氣者。有用五苓散以利其小便者。有用眞武湯以溫其腎者。有用赤石脂禹餘粮以固澁其大腸者。不可不知要也。蓋腎開竅於二陰。主蟄藏者也、如門戶然。泄瀉不止。門戶不要也。故用薑附以溫之。閉其門戶也。腸胃者容受水穀之氣。猶倉廩然。脾司出納、乃倉廩之官也。吐瀉不止。乃倉廩之不藏。官之失其職也。故用參朮以補之。封其倉廩也。下焦者、水穀

九

下利

注下之路。如溝瀆然。小便不利者。溝瀆之不能別也。故用猪苓澤瀉以利之。疏通其水竇也、大便不利。溝瀆之不能瀦也。故用赤石脂龍骨以澁之。塞其決也、

茯苓一兩　芍藥一兩　生薑一兩　附子一枚炮八片　白朮二兩

右用水八升煮取三升、作三四次温服、

祖訓治吐瀉者、只用胃苓丸、吐以煨生薑湯下之、泄以一粒丹和之、炒米湯下、

一粒丹　一名白玉丹

寒水石 煅二兩 白凡 枯一兩

右爲末、水糊丸、小豆大、每一丸、米湯下、

錢氏曰。脾主困。謂疲憊也。非嗜卧也。吐瀉久。則生風。飲食傷。則成疳。易至疲憊也。此與腎主虚同。

論腎者元氣之主。腎虚則爲禀賦不足之病。脾者氣穀之主。脾虚則爲津液不足之病。故小兒五臟之病。脾腎最多。肝心次之。肺又次之。

小兒吐瀉。多因傷乳食得之。如吐瀉時。不啼哭。不喜飲食。此傷乳食也。初得之。不可遽止。蓋宿食未盡去也。宜節乳食。益黄散主之。有熱者。胃苓丸。用東向陳壁土。和乾薑少許。炒焦。入水煎湯。澄清吞

壁

下、瀉不止。以胃苓丸一粒丹。合而服之。

如吐瀉時。或惡風寒。喜人懷抱。此傷風吐瀉也。宜發散。惺惺散。如吐瀉時。啼哭。其身俛仰不安者。必腹中痛。此霍亂也。內傷乳食。外感風寒得之。先治其裏。宜理中湯加霍香。後治其表。宜桂枝湯。表裏通治、宜霍香正氣散。

一兒周歲。吐瀉並作。時天大寒。醫用理中胃苓丸服之。不效。予曰、此表裏有寒邪。未得發散也。取益黃散與之。其夜得大汗而止。

一女歲半。傷食吐瀉。並無外感風邪。予用胃苓丸一粒丹。陳壁土湯下。調其脾胃。消其食積。而吐瀉俱止。

一兒暴吐瀉、上下所出皆乳。用理中丸服之效。
一兒暴吐瀉。上下所出皆黃水。中有片乳。用二陳湯。加黃連用薑汁炒。煎服效。
或問上二病同、而治之異者、何也。予曰、所出之乳不化者。胃有寒也。故宜理中丸急溫之。所出乳片不化者。胃有熱邪、熱不殺穀。宜半夏黃連以解之。此同病異治故也。

嘔吐

小兒嘔吐。多因乳食之傷得之。有嘔乳溢乳哯乳三證。皆因乳不節。或胃虛之故。非必若大人之嘔吐有寒有熱也。故皆可不必治。

十一

先翁治小兒嘔吐。只用胃苓丸研碎。以生薑煨熟煎湯調下。即止。

凡理中湯治嘔吐。或有不止者。嘔家不喜甘故也。必去甘草加藿香之辛。木瓜之酸。用之乃效。

有傷冷乳者。所出清冷。面胱白者是也。宜用益黃散。煨生薑煎湯調服。傷乳食而吐出作酸酸氣者。宜胃苓丸。煨生薑煎湯研碎調服。

本縣一兒生八月病吐。諸醫治之不止。湯丸入口即吐。諸醫云。食入即吐。是有火也。欲作火治。用瀉火藥。又不效。衆醫不能治。其吐益劇。請予至議治。予曰。理中湯學師曰。服此方不得入也。予曰。用法不同。時有生員蔡一山。素與吾不睦。在傍笑云。不必多言。且看汝法何如也、予曰、汝亦不必多言。明早來問。始見吾之能也。此非是宏詞博學科、何相忌耶。作理中湯劑。用猪胆汁童便各半拌之。炒黑以水煎服。藥入立止。次早蔡來問。師曰、果效。問是何方。曰理中湯。蔡子又問何法。予曰。此在内經中傷論。猪胆入溺白通湯方下。兄歸讀之自理會出來。師容問予曰。吾聞蔡子常妒汝。今信之。請言其法。予曰。吐本寒邪。當用理中湯熱藥以止之。内寒已甚。格拒其陽。故熱藥入喉。被寒所拒。不得入也。今胆汁之苦寒。童便鹹酸。下喉之後。兩寒相得。故不復出。須臾之間。陰氣漸消。陽氣乃發。此熱藥須冷服。以主治格拒之寒。而主嘔治嘔噦者是也。

宋理宗嘔吐不止。召醫楊吉老治之。問用何方。曰辛熱藥也。帝曰服之不效。吉老奏曰。熱藥冷服。藥成放井中良久。澄冷進服。一啜而吐止。即此法也。師聞而善之。後以六君子湯作丸調之。

王少峰次子三个月。病吐。請醫治之。藥乳不納。予見其兒在乳母中。以身伸努。上竄。呃呃作聲。有發驚之意。乃取理中湯丸末子一分。用猪胆汁、童便各半匙。調分三服。初一次少停。畧以乳喂一二口即止。又進一次。又乳之。其兒睡一覺醒。則嘔止。不伸努。不呃呃作聲矣。予以是法教諸子止吐。活人甚多。乃良法也。

英山鄭孔韶一女。患嘔吐。請予往視。其證乃傷食吐乳也。家人云無。

乃用理中湯。去甘草。加丁香藿香。不效。又作貼汁童便法。亦不效。四日後、吐出飯來。予謂家人曰。此女數日不食。何有此完飯也。吾言傷食。汝乃曰無。勞吾心。不得見效。遂取脾積丸投之。取下惡糞如靛。細詢其故。果從傷食而起。以致腸胃壅塞。格拒其飲食。所以作吐。下之即愈。

十三

予思小兒嘔噦不止。多是肝胆二經之病。故仲景猪胆、人溺、白通方。在厥陰病中。予又新製一方。止嘔吐不止之病。

吳茱萸 數分　黃連 數分

右用向東壁土一塊、杵碎用藥放在銚中、炒焦入水煎一二沸、澄

清服之、

凡治小兒嘔吐。止後不可便與乳。其吐復作。非醫之咎也。吐後多渴。禁與水湯。須使忍一時。渴自止也。若與湯水。轉喝轉吐。不可止也。大小人同。

有吐蚘者。胃寒甚也。宜理中丸。用烏梅與椒煎湯。調服神效、

寒水石煆飛二兩　半夏炮七次七錢五分　白枯礬五錢

右爲末水糊爲丸麻子大薑湯下

因於熱者。食入則吐。其乳成片。宜理中湯、加黃連竹茹主之。

十七

因於寒者。食久則吐。其乳不化。宜理中湯加藿香砂仁主之。
因於食積者。吐出醎酸氣味。惡食。宜養脾消積丸。甚者丁香脾積丸主之。吐止後。胃苓丸主之。
因於虫者。吐多清水。腹痛多啼。宜理中湯加木香檳榔丸主之。
嘔吐藥食不得入者。此胃中有寒。陰盛格陽也。宜理中湯入童便猪胆汁主之。

一兒初生即吐。醫欲用錢氏木瓜丸。予阻之曰。不可。小兒初生。胃氣甚微。初飲乳。或有乳多過飽而吐者。當令乳母緩緩與之。或因浴時客寒犯胃而吐者。當取其乳汁一杯。用薑葱同煎。少與服之。或因惡

十四

露涉水停在服中而吐者、宜以炙甘草煎湯而吐之、如何敢用木瓜丸、以鐵粉梹榔之劑、重犯其胃中、初生中和之氣耶、故常語人曰、錢氏小兒方、非先生親筆、乃門人附會説也、

肥兒丸、亦小兒吐乳調養之妙方也、

泄瀉　泄瀉有三、寒熱積也、

寒瀉者不渴、宜理中丸主之、

熱瀉者必渴、宜五苓散調六一散主之、

積瀉者、面黄、所下酸臭食也、宜丁香脾積丸、下之、積不去、瀉不止也、

丁香脾積丸

醋炒各五錢

稠黏

臟血

三稜煨　青皮去白醋煮　良薑醋煮以上各五分　丁香去蒂三錢五分　木香三錢

牙皂三錢　百草霜三錢　巴豆霜二錢五分

右為末、醋麵糊丸、麻子大、隨人加減多寡、遡源湯送下、

泄瀉有五因、有內因者。有外因者。有不內外因者。如因於風者。水穀不分。謂之飧泄。因於熱者。水穀暴泄、謂之洞瀉。因於寒者。水穀不化。謂之溏瀉。因於濕者。水穀稠黏、謂之濡瀉。此四瀉者。外因之病。濕自外生者也。因於積者。膿血交雜。腸鳴腹痛。所下腥臭。謂之瘕瀉。瘕者宿食積瀉之名。乃食癥也。此因之病。濕自內生者。有不內外因者。則誤下之故也。脾積丸乃取下之劑。而反能止積瀉者。所以去其陳腐。

圭

正拔本塞源之法也。按本草云。巴豆未泄能令人泄。既泄能令人止。脾積丸之治積瀉。祖訓當遵守也。予治泄瀉。始終又有三法。初用理中丸一服。不止。次用五苓散一二服。分利。不止。三用白术散服之。如再不止者。用參苓白术散。或參苓白术散二分。加荳蔻一分。

發揮云。難經五瀉之論甚詳。予論大腸瀉。小腸瀉。大瘕瀉。則易明。予論脾瀉腎瀉。則難分曉也。且腑者府也。謂水穀所藏之府。有所受則有所出。臟者藏也。乃魂魄神志意所藏之舍。無有所受。豈有所出哉。其脾瀉者。即胃瀉也。謂脾不能約束其胃。胃不能藏而瀉也。然瀉有屬脾者。有屬胃者。其自胃來者。水穀注下而多。自脾來者。則成黃糜

瀆

瀉無度而少也。觀仲景傷寒論中。大便不通者用脾約丸。其易明矣。腎亦臟也。謂之腎瀉者。腎開竅於二陰。爲閉藏之主。腎虚則不能主閉藏而水穀自下。且下焦如瀆。有所受則有所出也。但瀉不同。難經云。其瀉下重者。即腎瀉也。觀東垣先生脾胃論。補中益氣湯方。凡大便努責者。加當歸紅花。努責者。即下重也。當歸紅花以潤血。蓋腎惡燥。故用二物以潤之。腎瀉亦與大瘕瀉同。但瘕瀉者、痢也。乃積滯之物。故痢曰滯下。況痢則腹痛。有腸鳴。有裏急。有赤白。若腎瀉則便時畧難。却無裏急後重之證。故古人立方。治腎瀉有用破故紙者。補其腎也。有用吳茱萸者。補其肝也。皆苦以堅之、辛以潤之之法。今吾立方、

十六

治脾瀉者只用參苓白术丸治腎瀉者只用六味地黄丸加破故紙甚效

胃瀉大腸瀉小腸瀉三者不同蓋自胃來者水谷注下而不分所下者皆完谷也此從寒治理中丸主之自小腸來者亦水穀注下而不分則成糟粕而非完穀且小腸受盛之府水穀到此已變化而未盡變化也治宜分别水穀以五苓散主之使水穀分利則瀉止矣自大腸來者則盡變化而成屎但不結聚而所下皆酸臭也宜用傷寒論中禹餘粮湯陳文仲痘疹方中肉荳蔻丸主之此澁可去滑之道也叔和云濕多五瀉此本内經濕勝則濡瀉之論所謂五瀉則與難經

之論不同、素問以臟腑分五瀉、叔和以風寒濕熱食分五瀉、如泄時有發熱惡寒、水穀不分者、此風濕證也、謂飧泄、經云、春傷於風、夏生飧泄者是也、宜小建中湯加防風主之、若兼濃血者、胃風湯主之、如瀉泄有腹痛、或吐或不吐、所瀉者多完穀未化、此宜寒濕證也、宜理中湯主之、如瀉時有腹痛、或痛或不痛、所下亦有完穀而未盡化者、此邪熱不殺穀也、有成糟粕者、皆屬熱濕、以傷寒論中猪苓湯主之、寒濕熱濕宜詳辨之、屬寒者不渴、屬熱者渴也、如瀉時水穀混下、小便少而大便多者、此濕瀉也、有溏瀉無度者、此久濕也、並宜五苓散主之、如瀉時有腹痛腹鳴之證、惡食、所下酸臭之物、此因宿食停滯於

膿

不痛上痛或二字點去

十七

中而成濕，此食化爲濕也，宜下之。積去泄自止也，丁香脾積丸主之。
泄瀉二字亦有不同，泄者謂水穀之物泄出也，瀉者謂腸胃之氣下
陷也，當辨之。

猪苓湯　治熱瀉

猪苓一錢　澤瀉一錢　阿膠一錢　滑石一錢　茯苓二錢

右水煎服

初夏得之，名傷風，其證發熱而渴，小便短少，先宜清暑，後補脾。清暑
薷苓湯，補脾白术散。

夏至後得之，瀉者有寒有熱，渴欲飲水者，熱瀉也，先服玉露散以清

暑止渴，後服白术散以補脾，如不渴，寒瀉也，先服理中丸以温中補脾，後服五苓散以清暑，此祖傳之妙方也。

秋月得之，傷濕瀉也，其證體重，所下溏糞，謂之濡瀉，宜滲濕補脾利小便，胃苓湯主之，或升麻除濕湯。

冬月得之，傷寒瀉也，其證腹痛，所下清水，宜温，理中丸，或理中湯加熟附少許主之，不止，宜豆蔻丸。

四時之中，有積瀉者，面黄善腫，腹中時痛，所下酸臭者是也，宜先去其積，後調脾胃，去積丁香脾積丸，調理脾胃，胃苓丸。

治瀉大法，不問寒熱，先服理中丸，理中者，理中氣也，治濕不利小便

十八

亦非其治也。再用五苓散主之。更不止。胃氣下陷也。補中益氣湯。清氣上升。則不瀉矣。又不止者。此滑瀉也。宜澁之。荳蔻丸主之。此祖傳秘法也。○凡小兒久瀉。依法治之不效者。脾胃已衰。不能轉運藥性以施變化。只宜補脾爲主。脾胃既健。藥自效也。白术散主之。補之不效。宜用調元湯。加建中湯。急救。否則慢驚風已成。不可治也。○久瀉不止發熱者。此津液不足。乃虛熱也。切勿投以凉藥。反耗津液。宜白术散主之。熱甚者黃連丸主之。

白术散　治小兒泄瀉煩渴。即四君子加木香、多用葛根、大劑水煎、常服以代湯水、

黄連丸　治久瀉熱甚

黄連二錢　乾蟬炙二錢　木香一錢　使君子一錢　芦薈七分　夜明砂七分

右爲末、山藥研粉、水糊丸麻子大、米湯下、

升麻除濕湯　治風濕作瀉、自下而上者引而竭之、如脾胃甚弱不思飲食腸鳴腹痛泄瀉無度小便赤澁、四肢困倦、

升麻　柴胡　防風　神麯　澤瀉　猪苓

蒼术　陳皮　甘草炙　麥蘖

右爲末水煎熱服

十九

朧

玉露散 治傷熱瀉黃、方見前、合五苓散、名桂苓甘露飲、專治熱瀉、此予心得之妙也、

一兒無病、時值盛夏、醫以天水散與之、謂其能解暑毒也、服後暴瀉、醫悔、乃用理中湯、連進三劑、瀉變痢疾、日夜無度、濃血相雜、兒益困頓、皮燥無汗、髮聚成穗、請予治之、予曰、挾熱而痢者、其腸必垢、瀉久不止、則成疳瀉、此兒初瀉、本時行之病、非干天水散也、醫當用天水散調五苓散服之可也、反以理中湯熱劑投之、遂成挾熱腸垢之病、皮燥髮穗者、表有熱甚也、下利窘迫者、裏有熱也、表裏俱熱、津液日衰、事急矣、乃立一方治之

黃連一錢　乾蟬一錢　木香錢半　青皮錢半　白茯苓錢半
當歸身錢半　訶子肉錢半

右共爲末、粟米粉作糊爲丸、每服三十丸、炒陳米湯下、十日後滿頭出小癤、身上發痱如粟、熱平痢止而愈、噫、此子不遇吾、無生矣、

一兒周歲得水瀉、一日夜十餘行、翁善醫、自作理中湯、訶子肉、荳蔻、與之不效、乃急請予至、叙其用藥不效、予曰、正理論云、理中者、理中氣也、治泄不利小便、非其治也、遂用五苓散、去桂、加甘草一服瀉止、三日後遍身發出赤斑、翁懼、予曰、無妨、活人書云、傷寒病下之太早、熱氣乘虛入胃、發斑、今夏月熱甚之時、瀉久裏虛熱氣乘虛而入、且

多服理中辛甘之劑。熱留胃中。今發赤斑。熱自裏而出於表也。宜作化斑湯必愈。翁曰。石膏性寒。非瀉所宜。曰。有是病。則投是藥。在夏月白虎猶宜用也。一服而斑沒熱退。

一兒病泄。十日不止。衆醫用理中。五苓。益元。白术散等。皆不效。瀉渴益甚。公亟召予至。啟曰。渴太甚。當先止渴。蓋病本濕熱。水穀不分。更飲水多。則濕傷脾胃。水積腸胃。則所瀉皆水也。故當先止其渴。渴止瀉亦止矣。公曰。當用何方。曰。白术散。伊曰。已服過多。予曰。用法不同。伊曰。何謂不同。予曰。本方在常與服之。此常字便是法也。蓋白术散乃治瀉作渴之神方。此方有二法。人參白术茯苓甘草藿香六味各

六味上有木香字

劑字湯字點去

何字旁改且不二字

一錢。葛根則加用二錢者。泄瀉久不止。胃中津液下陷也。故葛根倍用之。以升胃中之津液。此一法也。今人不知倍用之法。故效少也。兒病渴甚。今人亦不知以藥常代湯水飲之。故所用之方雖是。而所用之法則非。夫藥劑少而湯水多。猶以一杯水救一車薪之火也。如何有效。當作大劑煎湯。以代湯水飲之。一切湯水禁之勿與。則胃氣上升。津液自生。渴瀉俱止矣。伊聞而是之。果一劑止矣。不問泄瀉痢疾。並宜服此。多多益善。不惟泄瀉可止。亦何至脾虛生風也。

一公子脾胃素弱。常傷食。一醫用枳朮丸。寶和丸。其意欲常用枳朮丸補脾。至傷食則服保和丸。不效。公以問予。予曰此法固好。但專用

二十一

枳术丸。則無消導之藥。初不能治其飲食之傷。專用保和丸。則脾胃之虛。不能勝其消導。而反損中和之氣。當立一方。七分補養。三分消導。則脾胃自强。不至傷食矣。公曰。甚善。汝作一方來看。予乃製用人参。白术。陳皮。青皮。甘草。木香。宿砂仁。山藥。蓮肉。使君子。神麯。麥芽。爲末。荷葉煨飯。搗爛爲丸。米湯下。名之曰養脾消食肥兒丸。服後精采頓異。飲食無傷。公益喜。錄其方常久用之。親書儒醫賜扁。

一兒周歲時。得水瀉。先請他醫治之。不效。請予視。則肌肉消削。面色眺白。時盛夏。凝汁不潤。皮膚乾燥。髮豎。瀉時裏急後重。此氣血俱虛也。按法治之。補中氣。利小便。升舉其陽。固濇其滑。次第調治。畧無寸效、或曰何如。予曰、術將窮矣。惟有一法未用耳。乃作痢瀉治之。用人參、白朮、白茯苓、甘草、陳皮、山藥、當歸、蓮肉、砂仁、訶子、肉荳蔻、黃連、木香、乾蟾、爲末、神麯糊丸、煎四君子湯下。服未二日、膚潤有微汗、再一日、頭上見出紅瘡、小便漸多、五日而瀉止、後更以參苓白朮散作丸服之、調理而安。

一兒病瀉十餘日不止。一向是他醫、以胃苓丸、一粒丹、服之、皆無效、請予治。予曰、我之治病、敢作聰明、皆先人之舊方、顧用之不同耳。蓋治大病以重劑、治小病以輕劑、彼胃苓丸一粒丹、豈能治此重哉。乃取荳蔻丸五十。胃苓丸五十。陳倉陳倉米煎湯下之而瀉止。

二十二

痢疾

痢不問赤白。皆從積治。濕熱者。食積之所主也。痢初得之。其法宜下。積不去。痢不止也。如吐瀉後痢者。其積已下。不可再下。復傷胃氣。可下者。木香導滯丸主之。不可下者。宜去積保和丸主之。

去積保和丸

陳皮 五錢　枳殼 炒 三錢　黃連 薑汁炒 五錢　神麯 三錢　山查肉 三錢

麥蘖 三錢　萊服子 炒 三錢　梹榔 三錢

右爲末。水糊丸。麻子大。白湯下。

木香導滯丸

枳實炒 五錢 厚朴薑汁炒 五錢 梹榔 五錢 黃連七錢五分 大黃七錢五分

木香 二錢五錢 黑牽牛半生半炒取頭末 二錢五分

右爲末，酒糊丸小豆大，白湯下。

祖訓只用黃連丸

黃連壹兩，用吳茱萸五錢水拌濕同炒，去茱萸不用 木香 五錢

石連肉 三錢

右爲末，酒糊丸，麻子大，陳倉米煎湯下。

予教諸子治痢，只用保和丸、香連丸同服，萬無一失。

一小姐自五月病痢，至七月未愈，他醫不效，請予往，病急矣，予用人

二十三

參、白茯苓、甘草、當歸、白芍、黃芩、車前子、陳皮、各等分、炒乾薑少許、煎、服畧差、五日大安。公晚飲間、問予云、諸醫皆用木香黃連、今汝不用、所用皆非治痢之藥而效者何也、予曰、此乃河間黃芩芍藥湯方也、所謂調其氣、則後重除、養其血、則痢止之法也、公云、小女前年在胡廣病泄、今年病痢、皆五六月間、幸遇汝之良而安、

一兒七歲病痢、半年不愈、求予治之、予與一方、用人參、白术、茯苓、甘草、陳皮、山藥、黃蓍、桔梗、木香、黃連、訶子、肉荳蔻、車前子、炒乾薑、澤瀉、神麴、當歸、麥芽、白芍、共爲末、水麪丸、米飲下、一月安、名和中丸、

一女十歲患痢、久不止、脉洪數、或曰下痢脉宜小、今脉洪數、恐難治、

予曰無妨。玉函經曰、欲識童男並童女、決在寸關並尺裏。自然緊數甚。都緣未散精華氣。此童女脉宜如是。胃氣當強、不久自愈。果數日痢漸止。

一公子半歲。病赤白痢。甚苦。用黃連一錢。木香五分。石蓮肉五分。陳皮七分。炒乾薑二分。為末。神麯丸。黍米大。陳米飲下。

痢疾渴者。七味白朮散。去葛根。加炒乾薑。黃連。阿膠。烏梅主之。

痢若噤口者。宜參苓白朮散。加石菖蒲。為末。陳米湯下。

痢疾脫肛者。只止其痢。痢止肛自不下矣。

凡下痢鮮紅者。黑如屋漏水者。氣促者。大吼如竹筒者。嘔噦不食者。

吼點去口旁

二十四

足趺

足趺△腫者。身熱脉大者。渴欲飲水者。面嬌面青者。皆死證也。

初病痢者。腹中急痛。大便窘迫。小便赤澁。身熱飲水。宜急下之。輕者三黃枳朮丸。重者木香檳榔丸。去其陳垢。其痢自止。此時邪氣未動。正氣未傷。故宜下之。若喜補惡攻。使邪氣日强。正氣日弱。不下之則積熱不除。下之則脾胃俱弱。釀成大患。醫之過也。

初病泄瀉。漸變痢者。此時宿垢已去。不可再下。如有腹痛裏急後重者。乃未盡之餘邪也。宜去積止痢。去積保和丸。止痢香蓮丸。

痢久不止者。名休息痢。家傳保和（和中）丸。

原病式

或問赤痢爲熱。白痢爲寒。何如。曰原病△二論之詳矣。痢下赤白。皆濕熱也赤者自小腸來小腸者心之腑心屬火故其色赤白者自大腸來大腸者肺之腑也肺屬金故其色白赤者屬熱白者屬濕濕亦熱也經云濕盛而熱也若初痢下鮮紅者非赤也此風熱之毒宜剪紅丸當歸黃連槐角枳殼荊芥栢葉主之若痢下瘀血或如豆汁者此濕氣下血也宜胃風湯主之

或問河間云行氣則後重除養血則痢止此千古不易之法也今幼科治痢之方不用其法何也曰痢者素云腸澼難云大瘕泄古云滯下腸澼者因於飽食也大瘕泄者食癥也滯下者積滯之物下出也故云無積不成痢治法以攻積為先務也積不去則氣不行去積正

二十五

所以行其氣。使不裏急後重也。熱則傷血。治法又急宜去熱。去熱正所以養其血也。故法雖不同而意則合也。

或問丹溪云。先瀉後變痢者。脾傳腎也。難治。先痢後變瀉者。腎傳脾也。易治。何以言之。曰。脾主濕。濕勝則濡瀉。瀉者脾之病也。瀉久不止。又變成痢。痢下後重。腎病也。似痢非真痢也。故後重者胃氣之下陷也。膿血者腸垢之下溜也。真氣敗而穀氣絕。是謂難治。腎惡濕。小兒久坐濕地。則傷腎。便膿血者。腎之病也。痢久不止。忽變成瀉。濕去而脾病在也。故裏不急痛者。濕熱之毒除也。便無膿血者。陳莝之穢盡也。腸胃通而水穀行。故易治。

脈躁
脈躁

或問痢疾身凉脉静者生。身熱脉燥者死。其然乎。曰初病時。邪氣方盛。身熱脉燥者多。不可呼爲死證也。邪氣盛則實。可急下之。邪去則脉自衰。身自凉也。痢久而身熱脉燥者。則不可治也。脉静身凉。久痢之後。眞氣已虚故也。身宜温。不可太凉。脉宜静。不可太弱。經云。瀉痢五虚者死。脉細一也。皮寒二也。氣少三也。泄痢不止四也。飲食不入五也。此脉静身凉之言。不可執着也。痢久不能食。或有食入即吐者。名噤口痢。即經所謂五虚者死。古方雖多。無甚效者。大抵瀉痢日久。津液已竭。脾胃虚弱。不能食也。宜以補脾爲主。白术散。去葛根。加炒乾薑主之。能食者生。不能食者死。痢久脱肛者。氣血虚也。素云下陷

二十六

者虚也。難云出者爲虚。古方多用澁劑。如蝟皮木賊之類。此治其標
也、當用河間行氣養血之法。痢止後重除。肛腸自不脱出矣。加减八
珍丸主之。
有痢兩膝腫大者。名鶴膝風。加味地黄丸主之。
有痢下赤白青黑者。名野鷄痢。用阿膠梅連丸主之。
保和去滯丸　治痢疾有積胃弱不可重下
陳皮五分　半夏麯五錢　白茯苓五錢　枳實麩炒五錢　厚朴薑汁炒五錢
檳榔五錢　萊服子二錢五分　木香二錢五分
右爲末、神麯糊丸、麻子大、陳米湯下、

三黄枳朴丸　治濕成痢、並有食積者、

黄連酒炒三錢　黄芩酒炒三錢　黄柏酒炒三錢　大黄酒煨五錢　枳實麸炒三錢　厚朴薑汁炒三錢

梹榔三錢

右爲末、酒糊丸、麻子大、薑湯下、

胃風湯

八物湯去地黄甘草、加肉桂數分、入粟米同煎、或炒爲末酒糊丸、

可治遠近血痢、

阿膠梅連丸、　治赤白青黒疼痛之痢、無分新久、

阿膠草灰炒成珠　赤茯苓　烏梅去核炒　黄柏炒　黄連炒

二十七

乾薑炒　當歸以上各數分

右爲末、入阿膠和勻、水丸麻子大、陳米湯下、

家傳和中丸　專治休息痢、

人參　甘草　歸身　車前子畧炒　猪苓　澤瀉

神麯　黃連炒以上各三錢　麥蘗麯　柯子　石蓮肉

乾薑炒　肉荳蔻麵煨　木香　白茯苓　白芍

陳皮以上九味各二錢

右爲末、酒糊丸、麻子大、陳米湯下、

加味地黃丸　治痢後鶴膝風、

地黃丸、加牛膝虎脛骨酥炙白茯苓、共為末蜜丸服、

加減八珍丸　治久痢脫肛、

八物湯去川芎白朮加黃連炒、阿膠土炒各三分、木香五分、共為末水丸麻子大、炒米湯下、

剪紅丸　治血痢神效、

當歸身　黃連炒　槐角子炒　枳殼炒　荊芥穗炒

側柏葉炒以上各數分

右為末、酒煮麵糊丸麻子大、陳米湯下、

二十八　瘧

瘧疾不問新舊、並宜服平瘧養脾丸、此家傳秘方、

治瘧有三　初截。　中和。　末補。

初治法

初起有外因者。不問風寒暑濕之邪。並宜香薷散。加紫蘇。香附。陳皮。甘草。外加常山。梹榔。烏梅。於發熱五更時服。得吐爲善。盡吐即有發散之義。不復作矣。有内因飲食不化。積而成痰。々變爲瘧者。平胃散。蒼术。陳皮。厚朴。甘草。加常山。烏梅。梹榔。臨發日五更服。或吐或下。痰積悉除。不復作矣。有不内不外因者。客忤惡夢。寤寐顛倒成瘧者。此邪瘧也。宜四聖丸。加家傳斬鬼丹主之。人身榮衛之氣。晝則行陽二十五度。夜則行陰二十五度。故瘧之晝發者。邪在陽分。易治。宜用前法截之。夜發者不可截也。宜桂枝湯，桂枝、芍藥、甘草，加當歸、生地、桃仁，發出血中之邪，自已。不已者，必須提至陽分，然後可截。升提宜柴胡四物湯，加升麻、葛根。截宜柴胡湯，加常山、檳榔、烏梅主之。

中治法

邪氣漸强，正氣漸衰，宜以養正去邪、和解爲主。柴苓湯主之。此和解之聖方也。服三劑後，加常山、烏梅以去其邪。如熱多寒少，宜用柴胡白虎湯；寒多熱少者，用常山、知母、草菓、檳榔各一錢，發日五更服。

末治法

二十九

瘧疾久不退，謂之　瘧、老瘧也。邪氣未盡，正氣已衰，專以養正爲主。

使正氣復。邪氣自盡也。十全大補湯。加陳皮。半夏。柴胡。主之。食少者去地黃。加神麯。有瘧母者。本方加青皮。神麯。丸。加鱉甲。醋服。

小兒瘧久不退。腹中或左或右有塊者。此名瘧母。即癖也。瘧後有此經年不愈。常爲潮熱。其狀似瘧。面黃腹大。乃其候也。宜消去之。祖方用月蟾丸。今予立消癖丸。小兒久瘧成疳者。集聖丸主之。瘧後浮腫者。胃苓丸主之。瘧與泄痢並作者。宜柴苓湯。加檳榔。烏梅。主之。蓋小柴胡湯治瘧。五苓散治瀉痢。檳榔。烏梅。必用之藥也。

平胃養脾丸　此家傳治瘧之妙方也。

人參　白朮　白茯苓　甘草炙　當歸　川芎

陳皮　半夏麯　蒼朮米泔浸炒　柴胡　黃芩
猪苓　澤瀉　草菓　常山　青皮　辣桂
九肋鱉甲酥炙以上各數分
右共研末、於五月五日、及三元八節、天月德要安普護福生除開
破日修合酒煮神麯糊丸、麻子大、陳米湯下、

消癖丸　專治瘧母、食癥、痰癖、飲成痰、並治、
三稜鯽魚形者醋炒　莪朮醋浸炒　陳皮　枳殼麩炒　厚朴薑汁炒
山萸肉　使君子　夜明砂　黃連炒　木香
乾薑炒以上十一味各二兩　海藻洗淨　神麯　麥蘖　半夏以上四味各二錢

三十

乾蜱炙　九肋鱉甲醋炒上二味各三錢
右爲末、酒煮麵糊丸、麻子大、米飲下、

四聖丸
穿山甲灰炒去筋膜　鷄骨常山　烏梅焙去核　梹榔以上各一两
右爲末、糯米糊丸、黄丹爲衣、每服一十五丸、至三十丸、臨發日五更面東温酒送下、

柴胡桂枝湯　治瘧疾寒多熱少者
小柴胡湯、柴胡二錢五分、黄芩半夏一錢、人參錢半、甘草五分、合桂枝湯、芍藥、桂枝、甘草、加栝蔞根、牡礪、乾薑、炮薑、大棗同煎、

蠣

粳

柴胡白虎湯　治瘧疾熱多寒少者、

小柴胡湯、合白虎湯、石羔五錢、知母二錢、甘草一錢、入粳米生薑煎、

一兒病瘧。醫以柴芩湯投之。調理二十日不效。予用平瘧養脾丸效。

一兒病瘧。醫用截藥。內有研丹、三截之。遂成痞瘧。其父懊恨前藥之誤也。予用平瘧養脾丸、治瘧。集聖丸、治痞。調理一月愈。

一兒先瘧後驚。予用調元湯、琥珀抱龍丸治之、安。

一兒病瘧。一日一發。予用家傳斬鬼丹截之。止三日後又發。凡三截。俱三四日又發。其父怪問之。時六七月棗熟。予疑其必喫生棗。故止

三十一

而復發也。問之果然。乃禁之。先用胃苓丸。調理三日。更以斬鬼丹截之。遂愈。

一兒七歲。病瘧三年。諸醫治之。無效。乃請予治之。予視其外候面色黃白。山根帶青。腹大而堅。曰此久瘧成癖。〻在潮熱。當與補脾消癖。熱自除。恨無九肋鱉甲耳。家求得之。因製一方。用人參。白朮。陳皮。青皮。三稜。莪朮。木香。砂仁。當歸。川芎。黃連。柴胡。鱉甲。爲末。神麯糊丸。炒米煎水。日三服。調理五十餘日安。

一女七歲。戊戌秋先患外感。後變瘧。因用截藥。變作痢。至冬痢雖止。瘧益甚。請予往。視其外候。大骨高起。大肉陷下。髮稀目陷。面黃鼻燥。

不思飲食、惟啖連肉。乃作内傷脾虛疳癆證也、他醫皆謂不可治、予曰無慮、吾能治之、來春必愈。用集聖丸一料、服至次年二月、果安。

一兒久瘧成癖、因癖生熱、或三五日一發、則十餘日不止、常在申酉時、但不寒顫。又微惡寒、即發熱、〻亦不甚。發過不渴、不頭痛。予用消癖丸、平瘧養脾丸、相間服之。

疳

疳證、此小兒科之極病也。雖有五臟之不同、其實皆脾胃之病也。幼科書論諸疳、頭緒太多、無經驗、無可取者、惟錢氏分肥瘦冷熱、四者庶爲近理、而以初病者爲肥熱疳、久病者爲冷瘦疳、似有虛實之分。

不知疳爲虛證。曾有實者乎。至於治冷瘦疳者。上有續隨子。未免虛實之失。故予嘗曰。錢氏方論。非先生之親筆。乃門人附會之說也。今乃推先生之意以補之曰。兒太飽則傷胃。太饑則傷脾。肥熱疳。其食多太飽之病乎。瘦冷疳。其食少太饑之病乎。如審其食少者。肥兒丸。食多者。集聖丸主之。

一兒周歲。因食猪肉受傷。肢體瘦削。使人求藥於予。予問其詳。乃食積疳。似有餘。取脾積丸五粒與之。教以猪肉湯吞下。果下一塊肉。如小指頭大。涎沫夾裹。其子頓安。

集聖丸　治疳通用。丹溪新法。黃連乾胋三錢。餘味皆二錢。

黃連　乾胎炙存性　青皮　陳皮　莪朮　使君子
砂仁　芦薈　夜明砂　五靈脂　歸身
川芎　木香
右爲末，粟米粉糊丸，入猪胎汁二枚，若脾胃俱弱，則合肥兒丸爲丸服。

肥兒丸　治乳食少成疳者
人參　白朮　甘草炙　陳皮　青皮　山藥
連肉　當歸　川芎　使君子
右爲末，神麴糊丸，米湯下。

三十三

一兒病疳。多食則腹痛。請予治之。予曰、人以穀爲本。穀入作痛。豈新穀作痛乎、必有舊穀爲積。未能消去。故新穀相持也。乃作養脾消積丸服之安。

疸

疸有二證。有因天地濕熱之氣而發者。有因水穀之濕而發者。小兒之痢、多因濕熱食積。與大人不同。宜茵陳胃苓丸主之。

胃苓末一兩　茵陳五錢　碾勻神麯糊丸、灯心煎湯下、

一兒十四歲病疸。面目俱黃。予立一方用

黃連　黃柏　山梔仁　茵陳　猪苓　澤瀉

枳實　厚朴　以上各三錢　大黃一錢

右爲末、神麯糊丸、陳米湯下、初服二日、吐宿冷黃水二碗、又利三行、五日退、

調理脾胃

三十四

人以脾胃爲本。所當調理。小兒脾常不足。尤不可不調理也。脾喜溫

而惡寒。胃喜清而惡熱。用藥者。偏寒則傷脾。偏熱則傷胃。至若飲食多則飽。〻則傷胃。飲食少則饑。〻則傷脾。故調理脾胃。惟在節飲食。適寒熱而已。業醫者。慎勿惡攻而過喜補也。

兒有少食而易飽者。此胃之不受。脾之不能消也。宜益胃之陽。養脾之陰。錢氏異功散合小建中湯主之。

人參　白术　茯苓　炙甘草　陳皮　白芍

當歸　桂枝　木香　砂仁　以上各數分

右為末。神麯糊丸。麻子大。米飲下。

兒有多食而易饑者。此脾胃之邪熱甚也。宜瀉脾胃之火。三黄枳實功

丸主之

枳實　白术　黃連　黃芩　大黃煨　以上各數分

右爲末，神麯糊丸，麻子大，白湯下。

一公子常有脾胃病，他醫調治，平時服養脾丸，傷食服保和丸，未有難化。寧曰：一日問予，予曰：當攻補兼用，不可偏補偏攻，偏補則飲食化難，偏攻則中氣易耗。乃用養脾肥兒丸。

人參　白术　甘草　陳皮　枳實　木香

茯苓　砂仁　山藥　蓮肉　麥芽　神麯

山查　青皮

三十五

右為末、荷葉浸水、煮粳米飯丸、麻子大、米飲下、

凡兒傷熱乳者。則瀉黃色。黃芩芍藥湯加黃連主之。傷冷乳。則瀉青色。理中丸主之。乳多則絕之。乳少者。宜調其乳母。使乳常足。不可令兒饑。以他物飼之。為害甚大。調乳母。宜加減四物豬蹄湯主之。乳母忌酒麵生冷。及一切辛熱之物。常作豬蹄湯與之為妙。

一小兒食肉早。得脾胃病。或泄痢。腹大而堅。肌肉消瘦。已成疳矣。其母憂兒病日深。予見憫之。乃製一方。用人參、黃芪、蜜炙、白茯苓、白朮、甘草、當歸、川芎、以補脾胃。養氣血。陳皮、青皮、半夏麴、木香、砂仁、枳實、厚朴、神麴、麥芽、以消積。三稜、莪朮、煨、九肋鱉甲、醋炙、以消癖。黃連、乾

胎、燒灰存性、使君子、夜明砂、以除疳熱。共二十三味、碾末、粟米糊丸、麻子大、每服二十五丸、炒米湯下、調理而安。

凡兒傷乳食輕者、減之自愈。傷之重者、則消導之。宜胃苓保和丸、養脾消積丸主之。傷之甚者、則推去之。審其所傷之物、如傷熱食者、宜三化丸、三黃枳朮丸、朮香檳榔丸。傷冷物者、宜三稜消積丸、丁香脾積丸主之。

凡兒外感風邪、則發散之。不可過汗、亡其陽也。內傷飲食、則消導之。不可過下、亡其陰也。虛則補之、實則瀉之、對證中病、勿過劑也。小兒用藥、貴用和平、偏熱偏寒之劑、不可多服、如輕粉之去痰、硇砂之去

積。硫黃之回陽。有毒之藥。皆宜遠之。故發散者。宜惺惺散。消導者。宜
保和丸。虛實補瀉。按錢氏五臟補瀉之方加减用之。誤服熱藥者。宜
大豆卷散主之。誤服寒藥者。宜益胃散主之。誤服熱藥者。汗下大過
者。宜黃芪建中湯主之。

小兒久病。只以補脾胃爲主。補其正氣。則病自愈。宜養脾丸加所病
之藥一二味服之。

一兒八歲。形氣甚弱。其父責令讀書。予見之。謂父曰。令郎形氣弱。當
懷保之。不可一於嚴也。乃留養脾丸。肥兒丸。與之。調理半年。其後病
後成疳。請一老醫。不知幼科。謂之傷食。用一粒金丹。病乃劇。請予。

曰前與養脾肥兒丸服盡矣曰未服也又問今服者何方也曰一粒金丹予辭曰不可治矣一粒金丹內有草烏巴豆大毒之藥豈可常服耶此兒脾胃素弱怯食少而瘦故以肥兒丸調理應服不服一粒金丹大傷胃氣不應服而服傷之重傷謂之虛死死在旦夕後果死

一庸醫狂悖藉祖父專門之名自稱得異人之傳妄立方法變亂繩墨常語人曰吾能知人之臟腑有病而治之知其所傷之物而取下之知其疾之順逆而救解之言大而誕人皆信之時有富家生二子聞名交結爲子未出痘也後一子出痘因熱以湯蒸汗死小子以服附子毒發癰死惜哉

一人咳久不止。汗之不可。下之不可。因於表裏之邪俱甚。予製一方、
用
蘓葉　薄荷葉　桑白皮末　杏霜　括蔞霜
桔梗末　甘草末
右各數分、虛者加阿膠、蜜丸、白湯下、或口中噙、五日而安、後以此
方治人、屢效、

黄芩芍藥湯　治傷熱乳而瀉黄、
條芩數分　白芍數分　甘草少許　黄連數分
右水煎服、

加減四物湯　治婦人乳少

當歸身　川芎　生地　麥門冬　桔梗

人參　甘草

右各數分水煎服、更用豬蹄、新汲水煮爛、和汁食之、

三化丸　去胸中宿食、菀莝之熱、

枳實麩炒　厚朴薑汁炒　大黃以上各數分

右神麯糊丸、麻子大、童人大小虛實、溫水下、

家傳保和丸　補脾胃、進飲食、治一切食積、

白朮　陳皮　半夏曲　白茯苓　神麯錢上五味各

三十八

枳實炒　厚朴薑汁炒　香附酒浸　山查　麥芽麵上五味各二錢五分

黃連炒薑汁　連翹去心　萊服子上三味各二錢

右爲末，荷葉浸粳米糊丸，麻子大，薑湯下。

三黃枳术丸　治傷肉食麵餅，並辛辣肥厚，一切熱物。

黃芩酒炒　黃連酒炒　大黃酒煨　神麯　陳皮　白术上六味各二兩

枳實五錢

右爲末，荷葉浸粳米丸，麻子大，白湯下。

三稜消積丸　治傷生冷一切硬物冷積。

三稜炮　莪术炮　神麯上三味各一錢　青皮　陳皮　小茴香

巴豆和米炒焦黑去米用、上四味各五錢、　益智仁　丁香上二味各三錢、

右用醋麵丸麻子大、量人加減、生薑湯下、

益胃散　治誤服寒藥過多、傷其脾胃者、

陳皮七分　黃耆蜜炙七分　益智仁　白荳蔻　澤瀉

乾薑炒、上四味各三錢　砂仁　甘草炙　藿香葉　厚朴製

人參上五味各四錢

右為末、每服五分、至一錢、薑棗煎湯下、

大豆卷散　治誤服熱藥、以此解之、

貫衆　板藍根　甘草　大豆卷以無根水浸生卷是也、晒乾、

三十九

右各數分爲末，每服五分，井泉水煎飲。

肺臟主病

肺主喘。實則悶亂喘促，好飲水，亦有不飲水者。虛則硬氣長出氣。實則瀉白散、葶藶丸主之。虛則阿膠散、生脉散、合甘桔湯主之。

瀉白散　治咳嗽而微喘，面腫身熱。

桑白皮 蜜炒數分　地骨皮 數分　甘草 少許

右入粳米，水煎服。

阿膠散　治久嗽，肺無津液。

阿膠 兩半粉炒　大力子 二錢五分　馬兜苓 五錢　甘草 錢半　杏仁 七个去皮尖

粳米
右爲末、每服量人大小加減水煎服、
生脉散合甘桔湯　治久嗽肺虛、
人參　一錢　麥門冬　二錢　五味子　十粒　苦梗　一錢
右爲末、五分一劑、每劑入阿膠五分、水煎服、

兼證

諸氣喘促上氣、咳嗽面腫、皆肺臟之本病也、加味瀉白散主之、桔梗
防風各二錢、甘草一錢、地骨皮一錢二分、
兼見肝證、由中風得之、鼻流清涕、惡風喘嗽、宜發散加減參蘇飲主

四十

之。如久嗽變風疾不治。如錢氏所謂三瀉肝而肝病不退。三補肺而肺證尤虛是也。

兼見心證發熱飲水。喘嗽悶亂。此心火勝也。宜涼膈散。加知母石羔主之。久嗽不止。黃連阿膠丸主之。

兼見脾證。咳則吐。此傷乳食而喘嗽。不安宜葶藶丸。小陷胸湯加大黃主之。

一兒泄瀉後。病咳而喘。上氣急。予用葶蝎散效。

一女子脾胃素弱。一日啖生棗。腹脹而喘。其母甚憂。恐夫知其食生冷也。予曰。勿憂。乃作錢氏異攻散。加藿香葉以去脾經之濕。紫蘇葉功。

以去肺經之風。一大劑而脹消喘止。

一女子素有喘病。發則多痰。予用補腎地黃丸服之。或怪而問曰。喘者。肺病也。今補腎何也。予曰。肺主氣。腎則納而藏之。痰涎者。腎之津液所生也。哮喘吐涎。乃氣不歸元。津液無所受也。果服此丸而安。

參蘇飲　治傷風咳嗽

紫蘇　陳皮　前胡　枳殼　桔梗　半夏

茯苓　乾葛　甘草　人參　木香　以上各數分

甘草少許

右水煎服

四一

東垣涼膈散　即涼膈散去硝黄加桔梗是也、

黄連阿膠丸　治肺熱或咯唾血、

黄連三錢　赤茯苓一錢　阿膠炒一錢　蓮肉

右爲末、水調阿膠、手丸麻子大、米飲下、

小陷胸加大黄湯　治痰壅喘促、以代葶藶丸、

黄連　半夏　枳實　括蔞和皮用　甜葶藶

大黄以上各數分

右先以水煮括蔞一沸、入羣藥煎、食後服、

芎蝎散　治脾虛上氣喘息急嘔吐痰涎足脛冷者、

細辛下有硃批少用二字

川芎一錢　蓽茇一錢　蝎稍去毒三分　半夏酒浸一宿水洗七次焙乾　細辛上二味各二錢

右為末，熱湯調服，

肺所主病　諸氣上逆喘逆皆屬於肺，

咳嗽有二因，有風寒外感者，有痰飲者，如因感冒得之者，必洒洒惡寒，鼻流清涕，或鼻塞，宜發散，加減五拗湯主之，

五拗疑五物之誤下同

麻黄連根節　杏仁留皮尖　紫蘇葉　苦梗　甘草以上各數分

右生薑煎湯服，得微汗止，

如五拗湯發散不退，渴欲飲水者，宜瀉白散主之，

如不熱不渴者，宜甘桔湯主之，

四十二

桔梗數分　甘草數分　紫蘇葉少許　烏梅肉

右用水煎，去查，入阿膠化丸。

因於痰者，或母乳多湧出，兒小吞嚥不及，嗆出而成痰嗽；或因兒啼聲未息，氣未平，強以乳哺，氣逆而嗽者，此乳夾痰而嗽也，宜玉液丸主之。有痰甚氣弱不可下，宜潤下丸主之。

陳皮去白，淡塩水浸，泡枯，剉炒，二錢　枳殼炒　桔梗　大半夏薑湯泡七次

甘草　蘇子炒　萊服子炒　白茯苓　以上七味各一錢

右爲末，神麯糊丸麻子大，名爲潤下丸，白湯下。

發揮云：經曰：秋傷冷濕，冬發咳嗽，乃太陰濕土之病也。凡咳嗽有痰

剉剉
泡七次

有氣、痰出於脾、氣出於肺、皆飲食之所化。脾總司之也。飲食入胃。爲傳化水穀之精。氣爲榮、悍氣爲衛。周流一身、晝夜不息。虛則不運化精悍之氣以成榮衛。其糟粕之清者爲飲、濁者爲痰。留於胸滯於嚥嗌。其氣相傳、浮濇作癢。哈介作聲。而發爲咳嗽也。故治咳化其痰。欲化其痰者。先理其氣。陳皮、枳殼以理肺中之氣、半夏茯以治咳之大略。若夫虛則補之、阿膠散。實則瀉之。葶藶丸。或祖傳液丸、

小阿膠散

阿膠粉炒一錢五分　藕葉一錢　烏梅少許

四十三

右水煎，每服四字。

一胡姓兒，方四歲，二月間患咳嗽，因與吾不合，請他醫以葶藶治之，隨止隨作，陰四月間咳甚，又請甘醫治，以五拗湯，暫停復作，秋亦甚咳百聲，痰血並來，至九月加重，事急矣，不得已請予治，乃筮得蹇之漸，其辭大蹇朋來，予往治，以活人為心，視其外候，兩頰微赤，山根青，準頭紅，視其內證，果咳連聲百十，氣促面赤，痰先出而血隨之，痰血既來，其咳方定，問其所起之時，曰自二月有之，問其所服之藥，曰某用葶藶丸，某用五拗湯，予細思之，此病起於春初，春初上升之氣，木旺金衰。法當益肝補脾以資肺之化源。以葶藶瀉肺。此一逆也。夏多火熱、火旺、金收、法當清心養肺、治以寒涼、反用五拗湯甘熱之藥、把用熱遠之戒、此再逆也、今秋氣宜降矣、而上氣急者、春升之令未退也、氣宜斂矣、而痰血並出者、夏火之氣未退也、必與清金降火、潤肺涼血、非三五十劑不效也、乃告之曰、令郎之疾、肺有虛火、幸過秋深金旺可治、吾能愈之、一月可以成功、胡曰、何太遲也、曰、病經八月者無效、公曰不遲而以一月為遲何哉、又思予雖用心、彼終不安、乃請置一簿、自初服藥日起、某日服某藥、某日加減某藥、彼聞之喜、終有疑心、因製一方、天冬、麥冬、知母、貝母、桔梗、甘草、陳皮、去白、枳殼、阿膠、片芩、藕葉、水煎、取茅根自然汁和飲之、五劑後、咳減十分之七、口鼻之血止矣。胡疑終不釋、又請萬醫治之、或謂予曰、他不信你、可去矣、予曰、彼只一子、非吾不治也、吾去彼不復請矣、誤了此兒、非吾殺之、亦吾過也、且看萬用何如、用藥有理、吾去之、如又誤必力阻之、阻之不得、去未遲也、乃語胡云、令郎之病、吾治之將好一半矣、如何又請他人、彼云、有病家人醫恐一人之見有限也、予曰然、萬立一方、用防風、百部、杏仁、桑白皮之類、予謂曰、此兒肺升不降、肺散不收、防風百部、豈百可並用、萬云、防風百部、治咳嗽之神藥也、胡從旁和之、他是秘方、予曰、吾為此子憂、非妬也、乃撫其子曰、且少吃些、可憐疾復作、嗚畢不辭而退、胡略不介意、是日服彼藥一小杯、咳復作、氣復促、血復來、如初、其子泣曰、吾吃先生藥好些、爺請這人來、要毒殺我、其妻怒且罵、胡始悔、親至甘姓家、予被酒困、坐待夜、祈請心切、予嘆曰、早聽吾言、不有此悔、要吾調理、必去嫌疑之心、專付托之任、以一月為期、胡至此專心聽信、依舊照日立方、血止後。去黃芩。加冬花。五味子。咳止後。參苓白朮散調之。凡十七日而安。因名其方曰。潤肺降火茹根湯。

今吾子等用之皆效、

一兒病咳、血。醫用吾茹根湯治之。不效。吾見之。謂其醫云。病不同也。彼乃肺中有火。氣逆而嗽。此則肺虛嗽血矣。乃立方與之。用阿膠珠。天門冬。麥門冬。桑白皮蜜炒。桔梗。甘草。藕葉。烏梅。柿霜。煎服。五日而

卌五

愈。

一兒九歲病咳，半夜甚。乃胎禀不足，腎虛嗽也。用人參固本丸加阿膠、桑白皮，蜜丸，服盡劑而安。

一兒病腎虛嗽，與上證同。請予治。用人參固本丸加白茯苓、知母、貝母、山藥等分爲末，蜜丸，服之安。

凡小兒百日内嗽不止者，名百晬嗽，難治。宜甘桔湯加阿膠主之。小兒素有哮喘，遇天陰則發者，蘓陳九寶湯主之。如吐痰者多，六味地黃丸主之。

吐痰多者

發揮云：腎者水臟也，受五臟六腑之津液，入心爲汗，入肝爲淚，入肺爲漾入脾爲涎入腎爲精凡咳嗽之多吐痰者乃腎之精液不歸元也宜補腎地黃丸主之加巴戟杜仲塩水炒肉蓯蓉酒洗去甲小茴香炒破故紙炒研末蜜丸煎麥門冬湯下

一女素有喘痰發則多吐痰涎用上補腎地黃丸人初不知有笑之者後喘止痰止乃信之

凡小兒久嗽不止面目浮腫者此肺氣逆也宜五皮湯加蘓葉最妙

一兒濕泄後病喘急予思此脾虛也寒濕之氣上升也用陳氏芎蝎散一服而止

一兒三歲病嗽血醫用茆根湯主治予阻之彼有後言予笑曰此吾

家方也。不信夫子之道，反議夫子乎。因製一方，用阿膠珠、桑白皮蜜炒、杏仁炒、桔梗、甘草、紫蘇葉等分，爲末，蜜丸芡實大，每服一丸，陳皮湯下。五日而安。

喘嗽　肺主喘嗽，喘有順逆，嗽有新舊，須辨明之

喘順者，或因風寒而發，此屬外感，宜發散五虎湯主之。或有遇寒冷而發者，發則連綿不已，發過如常，有時復發，此爲宿疾，不可除也。初發之時，且勿治之，待其少衰，宜蘇陳九寶湯主之。慎勿用砒霜輕粉諸毒藥攻之，與其巧而反害，不若拙而行其所無事也。喘逆者，大病與諸危篤病，但氣喘急，痰涎有音，皆惡候也，不治。惟脹之病，常有喘

者宜蘇子降氣湯主之
嗽新者因風寒中於皮毛皮毛者肺之舍也肺受風寒之邪則發爲咳嗽其證或鼻流清涕或鼻塞者是也宜發散華蓋散作丸服之即三拗湯加減法也或因乳得之凡兒啼哭未定不可以乳強入口乳氣相搏而逆必嗆出也胃氣既逆肺氣不和發爲痰嗽咳則吐乳是也宜順氣和胃加減大安丸主之初傷乳者不可遽然順氣以致脾胃虛損久成虛嗽宜健脾補肺消乳化痰三奇湯主之
久嗽者初得病時因於風者未得發散漸入於裏肺氣益虛遂成虛嗽宜潤肺而兼發散人參潤肺散主之久嗽不已諸藥不效宜神應

散主之。氣弱者必用之劑也。如氣實者不可服、宜家傳葶藶丸主之。久嗽而有血者。此肺損也。宜茆根湯主之。久嗽胸高起如龜殼。此名龜胸、難治。宜家傳葶藶丸主之。嗽止者吉。不止者、發搐死。久嗽日漸羸弱。又發搐。此慢驚風不治。但羸瘦而不發搐者。此名疳瘦。宜人參、款冬花、合阿膠丸主之。久嗽面浮腫者。宜五皮湯。加紫蘇葉主之。久嗽咯唾膿血者。此肺癰也。宜桔梗湯主之。後咳仍不止。發搐者死。小兒初生。百日內嗽。謂之百晬內嗽。痰多者宜玉液丸。肺虛者、阿膠散主之。此名胎瘦。最為難治。如咳嗽氣促。連聲不止。以致發搐。必死。

華蓋散　治肺感風寒、痰壅咳嗽、

五十一

麻黃去節 杏仁去皮尖 蘇子炒 橘紅 桑白皮蜜炒

茯苓以上各數分 甘草少許

右爲末，蜜丸彈子大，每丸薑棗湯下。

人參款花羔 治久嗽肺虛

款冬花、百合、人參 桑白皮蜜炙 五味子以上各數分

右爲末，蜜丸芡實大，每服一丸，紫蘇煎湯下。

加減三奇湯 治傷乳嗽，痰湧吐乳。

桔梗 陳皮 白茯苓 青皮 蘇子炒 人參

桑白皮炒上七味各五錢 半夏麵炒七錢 枳實炒 甘草炙上二味各三錢 杏仁十枚

四十八

右爲末，薑汁煮神麯糊丸，黍米大，滚白湯下。

九寶湯

陳皮　麻黄　薄荷　桂枝　杏仁　蘇葉

大腹皮　桑白　甘草　烏梅

右生薑煎湯服。

五虎湯　治痰喘

麻黄七分　杏仁一錢　甘草四分　細辛八分　石羔錢半

右水煎服。本方去石羔，加紫蘇葉、桑皮等分，名家傳五拗湯。

家傳葶藶丸　即葶藶丸去防己、牽牛，加蘇子炒、陳皮去白等分，棗

四十二

肉丸是也、

加減大安丸　治傷乳咳嗽、此保和丸加減也、

陳皮　半夏麯　白茯苓　白术　枳實炒上五味各數分

蘓子炒　甘草炙　萊服子炒上三味各減半　桔梗

右為末薑汁煮神麯糊丸、麻子大、淡薑湯下、

桔梗湯　治肺癰

桔梗　生貝母　當歸　栝蔞仁　枳殼炒

薏苡仁炒　桑白皮炒　防已上八味各二分　黃蓍分半　甘草連節

杏仁去皮尖　百合上三味各一分

四十九

右生薑煎湯服、

神應散　治一切虛嗽

粟殼去筋蒂蜜炙　杏仁去皮尖　白膠香　人參　阿膠

麻黃去根節　烏梅去核各二兩上七味　桑皮炒　款冬花　炙甘草上三味各一兩

右爲末、薑棗煎湯、量意加減服、

一女子四歲嗽、久不止、胸高起、狀如龜殼、嗽則骨扇動、母之父知醫、知之不效、問予何如、予曰、此肺熱而脹成龜殼也、常聞諸父教云、龜胸龜背方、吾皆有之、無治方也、後嗽不止、發搐而死、

腎臟主病

腎主虛無實。地黃丸主之。惟瘡疹腎實則黑陷。此非錢氏之語。乃記者之誤焉而不詳者也。以啟後人之疑。有瀉腎之方。如百祥丸之類。有補脾瀉腎之論。令兒夭札。盡信書。則不如無書。蓋人之一身。肺主皮毛。心主血脉。脾主肌肉。肝主筋。腎主骨髓。五臟之有腎。猶四時之有冬也。乃瘡疹之毒。乃自骨髓出現於筋肉血脉皮膚之外。如品物之翕聚於冬也。發散而為春之生。夏之長。秋之收也。變黑歸腎。則不能發散於外而反陷於內。此腎中真氣之虛。邪氣之實。所以立百祥之牛李膏。以瀉腎中之邪氣。非瀉腎之真氣也。況腎中之水。潤澤光壯。由津液之充滿也。瘡疹黑陷者。正腎主虛。水不勝火。津液乾枯。故

五十

變爲黑倒陷入裏。所謂瀉之者。瀉火救水之良法。詳見痘疹心要。

兼證　諸虛不足胎禀不足者、皆腎之本臟病也、

五臟病後成腎虛者、各用地黄丸加減隨證。惟瘡疹歸腎、有瀉有補。

變黑倒陷者。宜百祥牛李膏瀉之。泄瀉灰白痒塌者。宜陳氏異功散

異功散本錢氏方今作陳氏疑誤下同

補之。詳見痘疹心要

兼見肝證、驚風及手足癲者。宜地黄丸。加牛膝當歸續斷各二兩。肉桂一兩。爲末、蜜丸服。

兼見心證、驚風及失音不語者。宜地黄丸。加石菖蒲。栢子仁。遠志。各二兩、爲末蜜丸服、

功

兼見脾證、吐瀉及變痢疾者、宜地黃丸、加黃連、黃蘗、各酒炒二兩、乾薑炒、車前子、肉荳蔻、麵煨、各一兩、爲末蜜丸、

兼見肺證、咳嗽痰中有血、宜地黃丸、加天門冬、麥門冬、焙、知母、黃栢、蜜水炒、阿膠炒、各二兩、蜜丸服、

陳氏異功散

木香　人參　當歸　陳皮　肉荳蔻煨　丁香

厚朴上七味各二分　肉桂　茯苓　白朮上三味各二錢　半夏炮一錢

右薑二片、棗二枚、煎服、

五十一

腎所生病　錢氏曰、腎主虛、卽胎禀不足之病也、

按經云、腎主骨。〻會大杼。大杼以上。喉骨也。項、頭之莖。〻弱則頭傾矣。大杼以下。脊骨也。脊骨者。身之柱。脊弱則身曲矣。脊之下。尻骨也。尻骨不成。則兒坐遲矣。尻骨之下。則胯骨也。胯骨弱。則不能立矣。胯之下。膝骨也。膝骨弱。則不能行矣。齒者。骨之餘。骨氣不足。則齒生遲矣。髮者血之餘。血不足。則髮不生矣。皆胎禀不足之病也。謂之五軟。宜六味地黃丸。加當歸、杜仲。牛膝。川續斷主之。

腎肝在下。母子病也。腎主骨。肝主筋。〻束乎骨。二者相爲依附也。肝虛筋弱者。亦宜地黃丸主之。乃虛則補其母也。

腎主骨髓。脊者髓之路。腦者髓之海也。肝之脉與腎脉內行於脊骨之中上會於腦。故頭破解顱。脊疳之病。又肝腎之風熱。子傳於母之病也。

解顱者有二。或生下之後。頭縫四破。頭皮光急。日漸長大。眼楞緊小。此髓熱也。又有生下五六个月後。顱門已合而復開者。此等小兒大數難養。

腎肝風熱之病。宜加味瀉青丸主之。所謂實則瀉其子也。芦薈瀉青丸。加黃栢。黃芩。黃連等分。碾末。蜜丸服。肝疳者。小兒生後生瘡。成餅狀如覆盤。此風熱也。宜加味瀉青丸。加蔓荆子。白蒺藜。炒。脊疳者。小兒疳瘦。脊如鋸齒。肋骨高起。拍之有聲。宜集聖丸。加龍胆草。梔子仁

五十二

臭惡

黄栢、同爲丸服。

齒根黑爛臭息出血者、名走馬疳、橡斗散主之。

櫟橡子殻、不拘多少、入塩填滿、二斗相合、放火中燒過、研末搽牙。

予有一孫無父、周歲生走馬疳、予用尿桶底白垽刮下、新瓦上火焙乾、五分、五倍子内虫灰三分、鼠婦焙乾三分、枯白凡一錢、共研末、先用臘茶葉浸米泔水洗淨、以藥付之、神效、名曰不二散。

兒有大病、暴瘖失聲者、此腎怯也、宜地黄丸加石菖蒲主之。

痘後小兒、有平時大便常難者、後重者、此腎虚血不足病也、難經云、利如下重是也、不可聽信庸醫妄用下劑、宜地黄丸、加當歸二兩、火麻仁二兩主之。
小兒熱證有七
面顖紅、大便秘、小便黄、渴不止、上急氣、脉弦急、
足脛熱、
小兒冷證有七
面晄白 糞青色、腹虛脹、眼珠青、嘔奶乳 脉微沉、
足脛冷、
此熱證者。邪氣實也。宜用寒涼瀉之。如服熱藥。謂之實實。寒證者。真
氣虛也。宜用溫熱補之。如服寒藥。謂之虛虛。經云。毋實實。毋虛虛。毋
五十三

天人長命。此之謂也。

　因五邪之氣所生病

經云：春傷於風，夏生飧泄。飧泄者，謂穀不化也。如傷風吐瀉者，風屬木，脾屬土，土虛被木乘之，水穀不化，謂之完穀也。此從胃中來，故不化。若自小腸來，則半腐化，出來成糟粕矣。自大腸來，水穀已別，穀多水少矣。故傷風飧瀉，有惡風表證者，宜發散之。桂枝湯加羌活、防風、黃芩，或瀉青丸去大黃，加炙甘草，或加減敗毒散。無表證者，神朮散。

風瘧用柴苓湯、

此方系我萬氏家藏秘本

永遠勿露世於他人為囑

幼科引一卷

〔清〕魯丹白抄輯

清光緒八年（一八八二）抄本

幼科引一卷

本書爲中醫兒科專著。魯丹白，字雪舟，生平不詳。本書大致分爲兩個部分，前半部分爲小兒推拿，後半部分爲小兒諸證治療及方劑。其中，推拿和小兒證治自成體系，尤其推拿附以圖像，直指要點。書中文字選輯兒科理論及治療方法，有援引夏禹鑄《幼科鐵鏡》者，但亦精要實用。

幼科引序

人情所共愛者莫如兒尤最愛者莫如小兒然不知所以之愛之方必至不能保其所愛且所愛適足以害之蓋小兒初生如草木之萌芽全在栽培調護得法若不留意或生而不育者有之或貽患後來者有之此皆不謹於始以致自貽伊戚若依此法計出萬全至於喂養幼幼良方所載之訣吃熱莫吃冷吃軟莫吃硬吃少莫吃多真妙法也同小兒睡切忌乳母鼻風吹兒顖門成風疾為母者須避自己口鼻息氣此人所易忽不可不知也古書卷

此方古書未載得之仙授徵似古之神芎丸近有能者妙出化裁而增損之遂為幼科有一無二之神方作三焦之主治盖丸臓氣流通者必不欝滯或受毒於娠前或感邪於誕後遂爾中抑欝則見以前諸證方内所有黄芩清下焦之熱黄栢清上焦之熱大黄清中焦之熱又籍其有推陳致新之功活血除煩之力能導三焦欝火從魄門而出犹慮苦寒凝臓復加檳榔枳殼之辛散為行氣利痰之佐使川芎薄荷引頭面風熱從高而下趨連翹鮮毒除煩赤芍調榮活血牽牛利水走氣分而舒欝滑石清潤抑陽火而扶陰又能引邪熱從小便而出用治以前有

餘諸證應如桴鼓予生平最慎攻伐惟此方用最久功效莫能殫述真濟世之良方矣乃周曜翁刊傳翁已年九十餘焉子孫四代二十餘人且俱長壽總曰翁積德行善傳方普濟也

凡小兒發熱至二三日邪已入裏或乳食停滯內鬱熱其候五心煩熱睡卧不寧口渴多啼胸滿氣急面赤唇焦大小便秘此爲內熱以鷄蛋一枚去黄取清以碗盛之入蘇油約與鷄清等再加雄黄細末一錢攪極勻復以婦女亂髮一團蘸染蛋清於小兒胸口拍之寒天以烘煖不可冷用自胸口拍至臍輪止須

柏半時之火仍以頭髮敷於胸口以紮之一炷香火取下不用一切諸熱皆能退去蓋蛋清能滋陰退熱蔴油雄黃拔毒涼肌故也此身有熱者用之倘身無熱惟啼哭焦煩神志不安者不必蛋清專以蔴油雄黃亂髮柏之仍敷胸口即時安卧此法多救危險之診功難殫述

[illegible]

推拿総論目錄

推拿代藥賦

前人忽略推拿卓溪今來一賦寒熱温平藥之四性推拿揉掐性與藥同用推即是用藥不明何可亂推推上三關代却麻黄肉桂退下六腑替來滑石羚羊水底撈明月便是黄連犀角天河引水還同芩栢連翹大指脾面旋推味似人參白术瀉之則為灶土石膏大腸側推虎口穴何如訶子炮姜反之則為大黄枳寔湧泉右轉不揉樸硝何異一推一揉右轉參术無差食指瀉肝功並桑皮桔梗旋推止嗽效爭五味冬花精威拿緊豈羨牛黄貝母肺俞重揉漫誇半夏南星黄蜂入洞超出防風羌活

捧耳搓頭遠過生地木香五指節上輪揉乃袪風之莒朮足拿大墩鞋帶寔定掣之鈎藤後溪推上不減猪苓澤瀉小指補腎爲差杜仲地黃湧泉左揉類夫砂仁藿葉重揉手背同乎白芍川芎臍風燈火十三恩符再造定驚元宵十五不啻仙丹病知表裏虛寔推合重症能生不諳推拿揉搯亂用便添一死代藥五十八言自古無人道及雖無格致之功却亦遠宗之賦

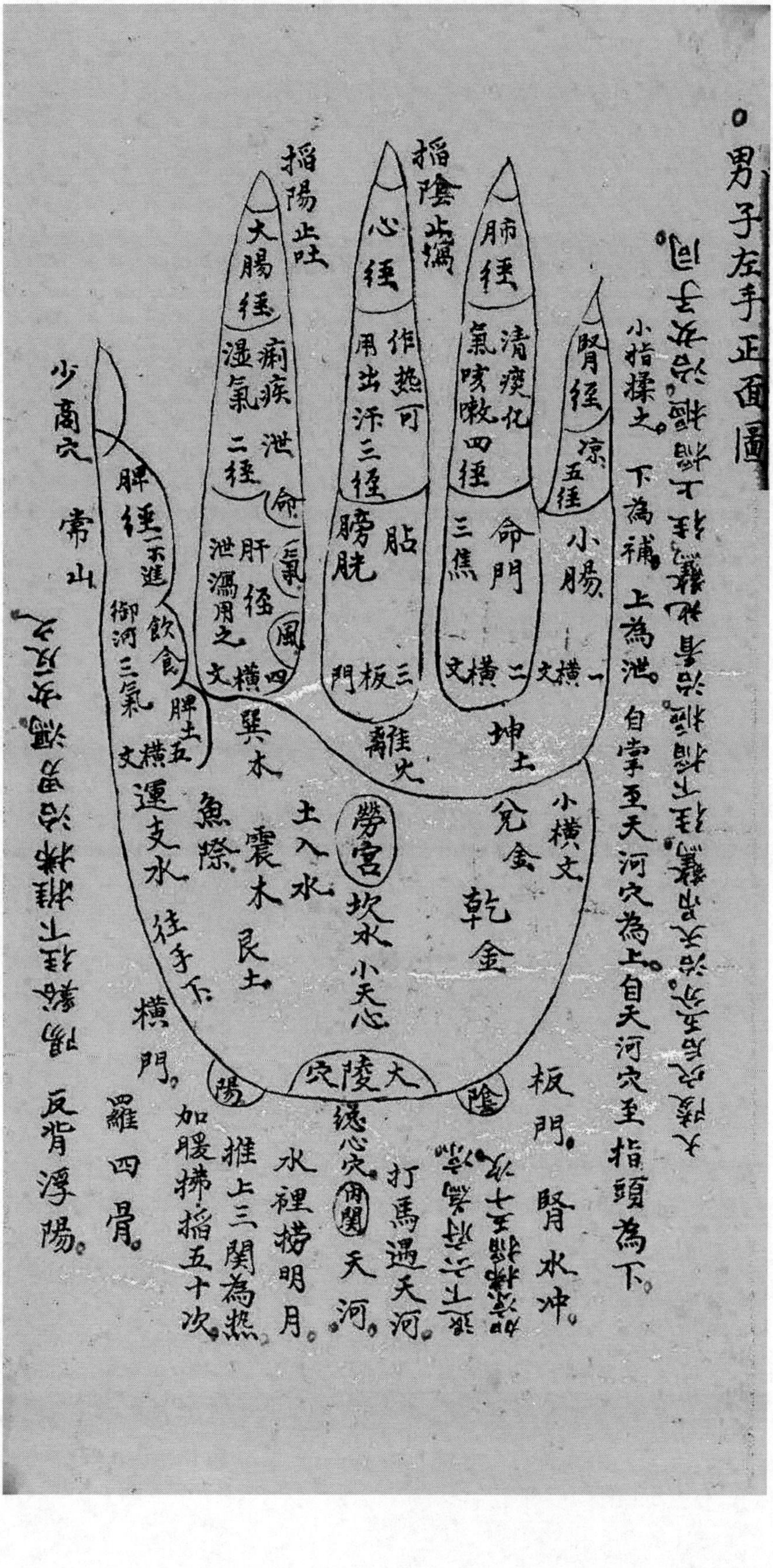
男子左手正面圖
小指揉之。
下為補。上為泄。自掌至天河穴為上。自天河穴至指頭為下。
掐陽止吐
掐陰止瀉
大腸經
痢疾
濕氣
泄
二經
心經
作熱可用出汗三經
肺經
清痰化氣咳嗽四經
腎經
涼五經
少商穴
常山
脾經
一不進
命
氣
風
肝經
泄瀉用之
膀胱
貼
命門
三焦
小腸
四橫文
三板門
二橫文
一橫文
飲食
御河三氣
脾土
五橫文
巽木
離火
坤土
兌金
小橫文
乾金
勞宮
坎水
小天心
土入水
震木
艮土
魚際
運支水
往手下
橫門
陽
大陵穴
陰
板門
腎水冲
總心穴
內關
天河
打馬過天河
水裡撈明月
推上三關為熱
加暖拂掐五十次
羅四骨
反背淨陽

○男子左手背面圖

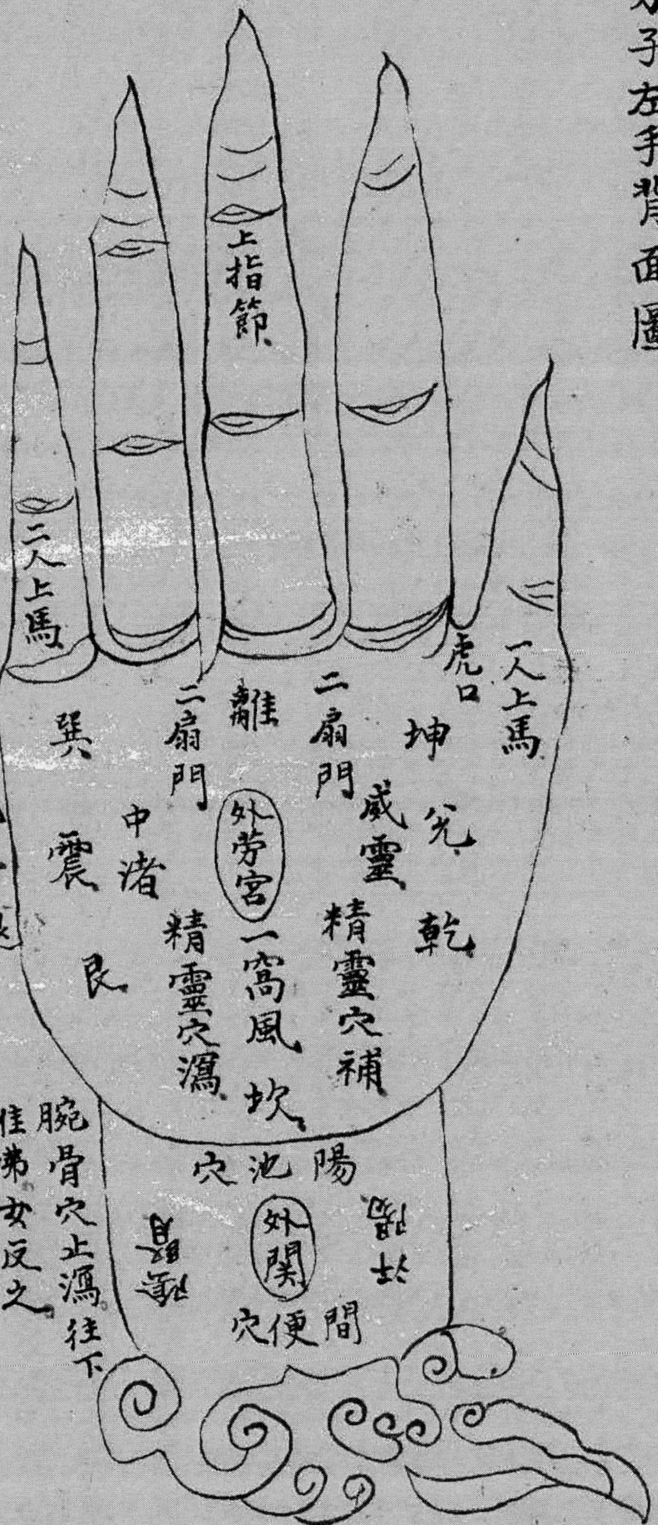
上指節
二人上馬
一人上馬
虎口
二扇門
離
二扇門
巽
坤
戴穴
外劳宫
兑
中
威靈
震
渚
退
乾
精靈
艮
精靈穴瀉
一窩風
精靈穴補
坎
腕骨穴上瀉往下
推拂女反之
陽池穴
外關
間便穴

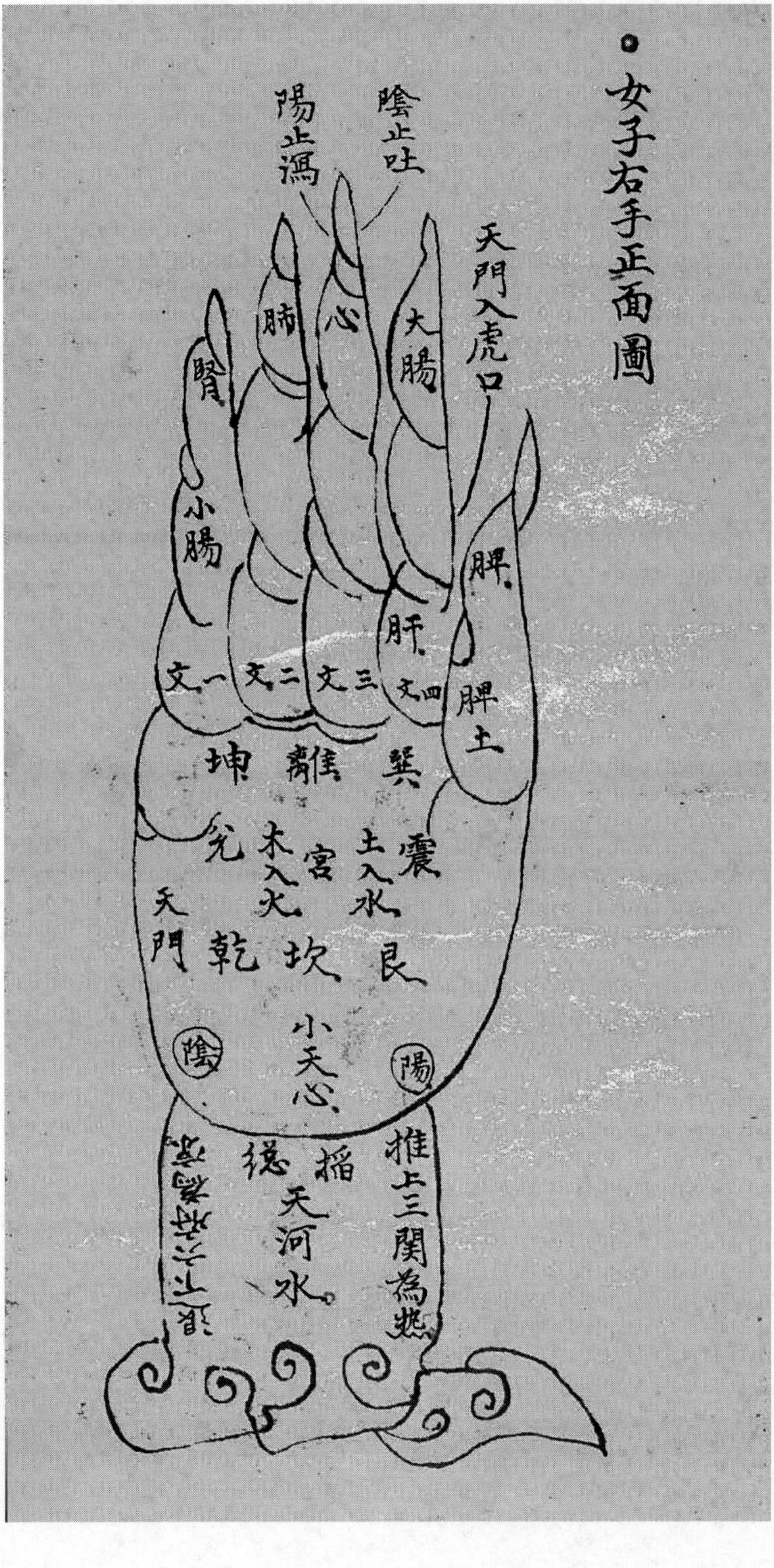
女子右手正面圖
陽止瀉
陰止吐
天門入虎口
腎
肺
心
大腸
小腸
脾
肝
一文
二文
三文
四文
脾土
坤
離
巽
兌
宮
震
木入火
土入水
天門
乾
坎
艮
陰
陽
小天心
推上三關為熱
搯
總
天河水
退下六府為凉

女子右手背面圖

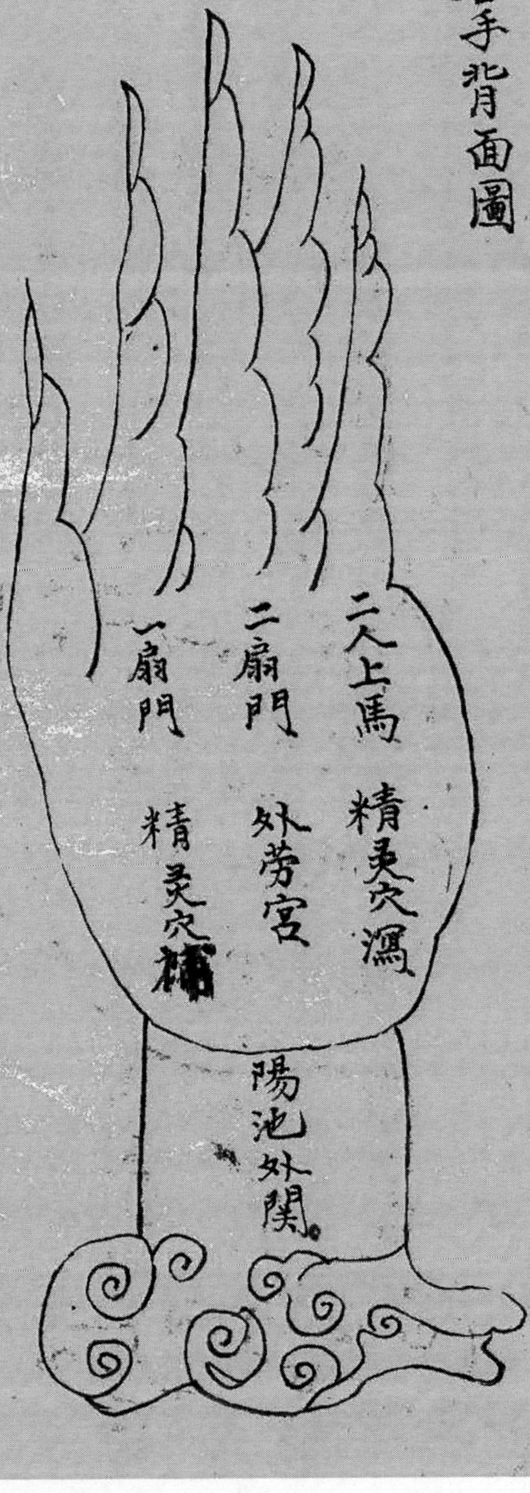

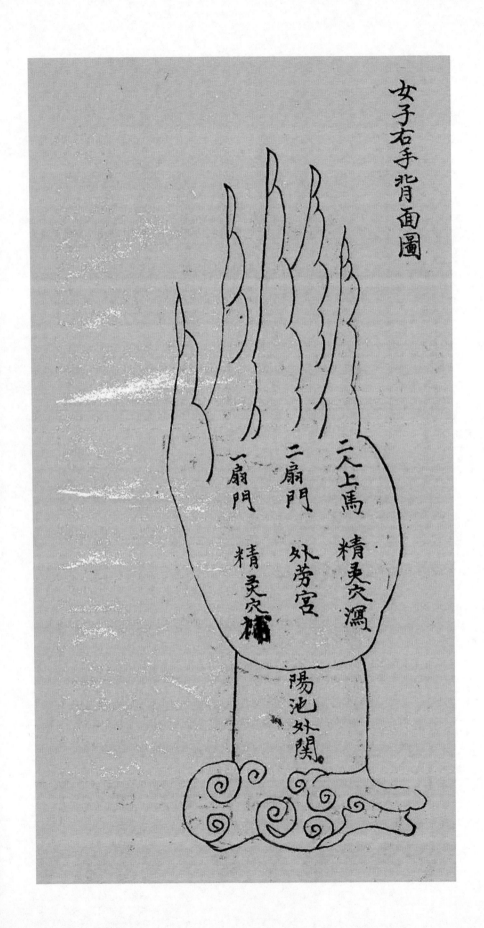

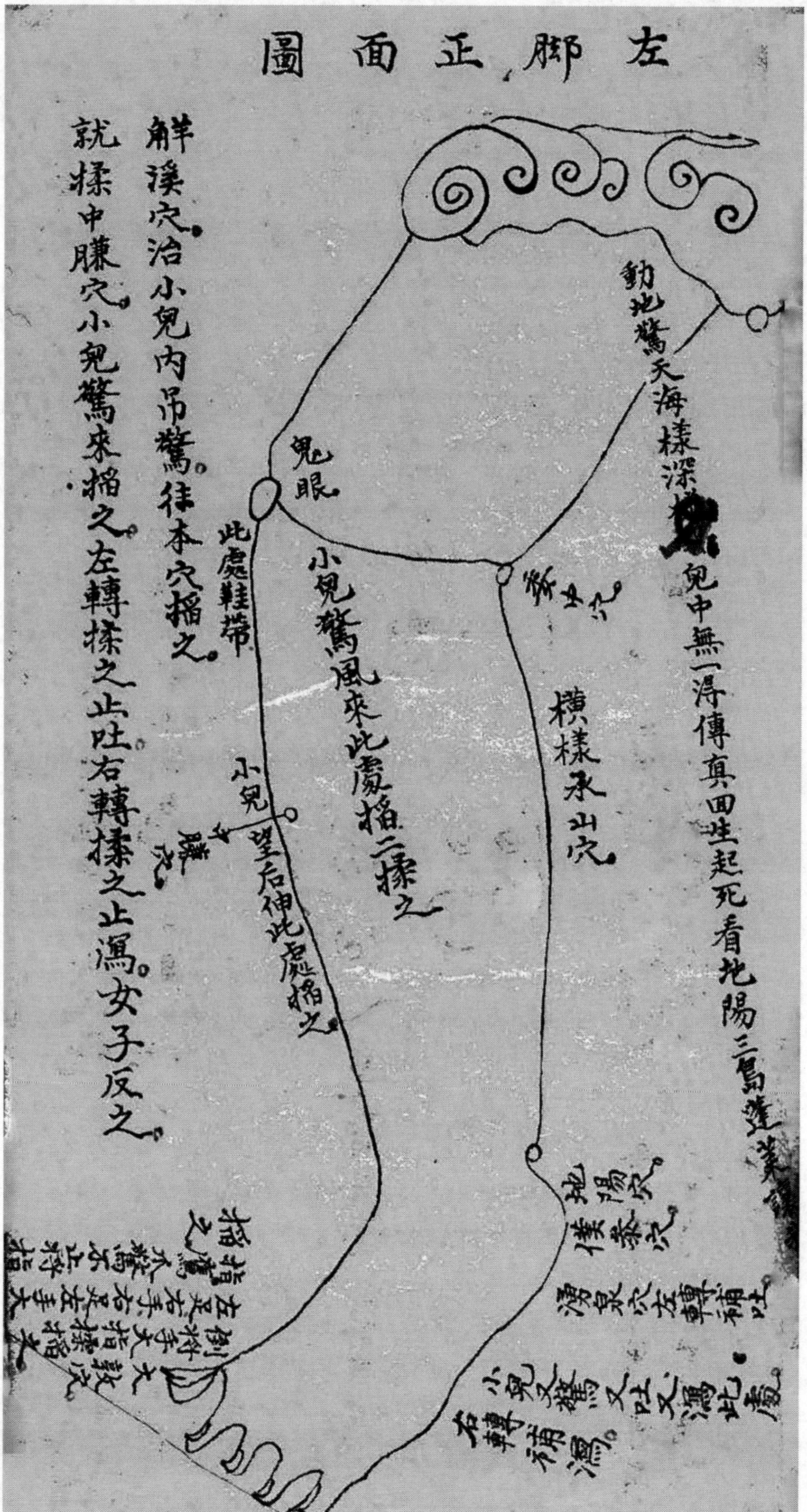
左脚正面圖
動地驚天海揉深
兒中無一得傳真田生起死看地陽三島
兒眼
委中穴
橫揉承山穴
此處鞋帶
小兒驚風來此處掐二揉之
望后神此處掐之
解溪穴治小兒内吊驚往本穴掐之
就揉中臁穴小兒驚來掐之左轉揉之止吐右轉揉之止瀉女子反之

認三關脉筋文圖歌

三虎口有三關。風氣命相扳。青紅筋急病。黄黑小傷殘。
關紫色生驚搐。紅青熱在肝。關中存五色。節節見紋斑。

三關掌圖

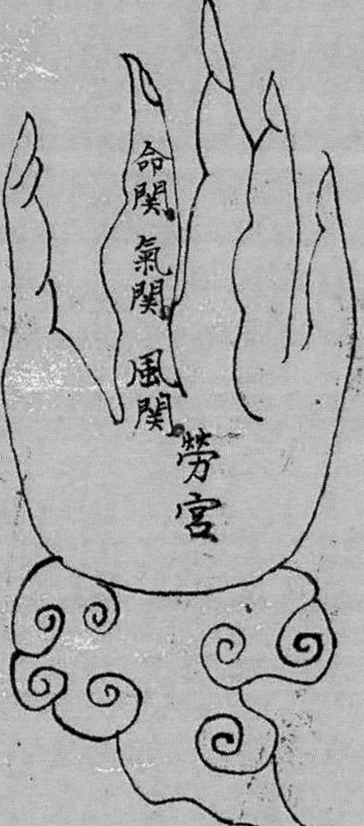

宜看三關脉筋主病

風關。風過九竅色。色是見風伏。未過三關節。相逢可賀生。

氣關。氣關從風論。因氣便成形。關中青與白。定是食傷生。

命關。命關生死路。青黑定遭凶。過了三關節。良醫枉是空。

四横文和上下氣。吼氣肚痛皆大止。五經能通臟腑氣。
八卦開胸最化痰。胸膈脹滿者為先。不是知音莫浪傳。
陰陽結除寒與熱。二便不通併小瀉。人事皆沉痢疾攻。
救人要訣須當竭。天門虎口揉斗肘。生血順氣是妙手。
一掐五指爪節時。有風被嚇要須知。小天心能生腎水。
腎水少虛須用之。二人上馬清補腎。威靈卒死可回生。
外勞宮能止泄瀉。用之又可止頭痛。精靈穴能醫氣嘔。
小腸諸氣快如風。

。掐小兒手総法

一掐威靈穴。治急驚風搐死者。掐此穴有聲可救。無聲難治矣。

一掐二扇。治熱不退。可掐此穴。汗如雨即安。

一掐精靈穴。治痰壅氣促急如此穴。可退無錯。

一掐二人上馬。治小便赤澁。清補腎水。

一掐外勞宮。治糞白不變。五穀不消。肚痛泄瀉。

一掐地陽穴。治小兒久病。慢驚風症。

一掐一窩風。治兒風痰等症。

一掐五指節。治被風驚嚇。暈昏掐之。甦醒人事。

一掐肺經。三掐離乾上起。坤上中間輕兩頭重。治肺咳嗽可凴。

一掐心經。二掐勞宫。推上三關為熱。乃緊用之法。後做黄蜂入洞。如發汗有準也。黄蜂入洞將手蔽耳一下。

一掐大腸經。側推虎口。推上為補。推下為瀉。治小兒泄瀉之症。

一掐腎水經。三掐横文清腎水。推上為補。退後為清。治小兒大便赤澁之症。

一掐脾皮經。曲指為補。左轉為補。推下為泄。治小兒虚溺。乳食少進等症。

一掐腎水下節。二掐大横文退下六腑為凉。此法打馬過天河。五十二下。

◦退潮熱

一掐湧泉穴。治小兒急驚風搐死掐此穴。有聲可救。

一掐小兒龜尾。并揉臍穴。可以治水泄。

◦觀小兒病形面部歌

火病唇紅不可醫。看來眼慢不相宜。睛青頰赤唇青黑

髮直鴉聲轉睛珠。手足無紋指頭白。鼻干燥熱口角垂。

昏沉口竪不開眼。便是神仙難治之。先看小兒眼色青。

次看背上冷如冰。陽男搐左無妨事。搐右令人正可驚。

女搐右邊尤可治。若然搐左命非輕。歪斜口眼終為害。

縱是靈丹也莫詳。

察色

顏赤心家病。鼻紅脾熱居。左腮青肝盛。右白肺經虛。
頦白腎不足。五行在面推。
面青肝之病。面赤心之病。面黃脾之病。面白肺之病。
面黑腎之病。

肚痛

痢疾眉頭皺。驚風面頰紅。渴來唇帶赤。熱甚眼朦朧。
面黃多積病。青黑是驚風。白色多成瀉。傷寒色紫紅。

一年十二月。一定不移之氣運用事

初氣自十二月大寒節起。至二月驚蟄終。肝木用事。

二氣自二月春分節起。至四月立夏節終。心火用事。

三氣自四月小滿節起。至六月小暑終旬。相火用事。

四氣自六月大暑節起。至八月白露終旬。脾土用事。

五氣自八月秋分節起。至十月立冬終。大腸金用事。

六氣自十月小雪節起。至十二月小寒終。膀胱水用事。

。入門觀色小兒面部

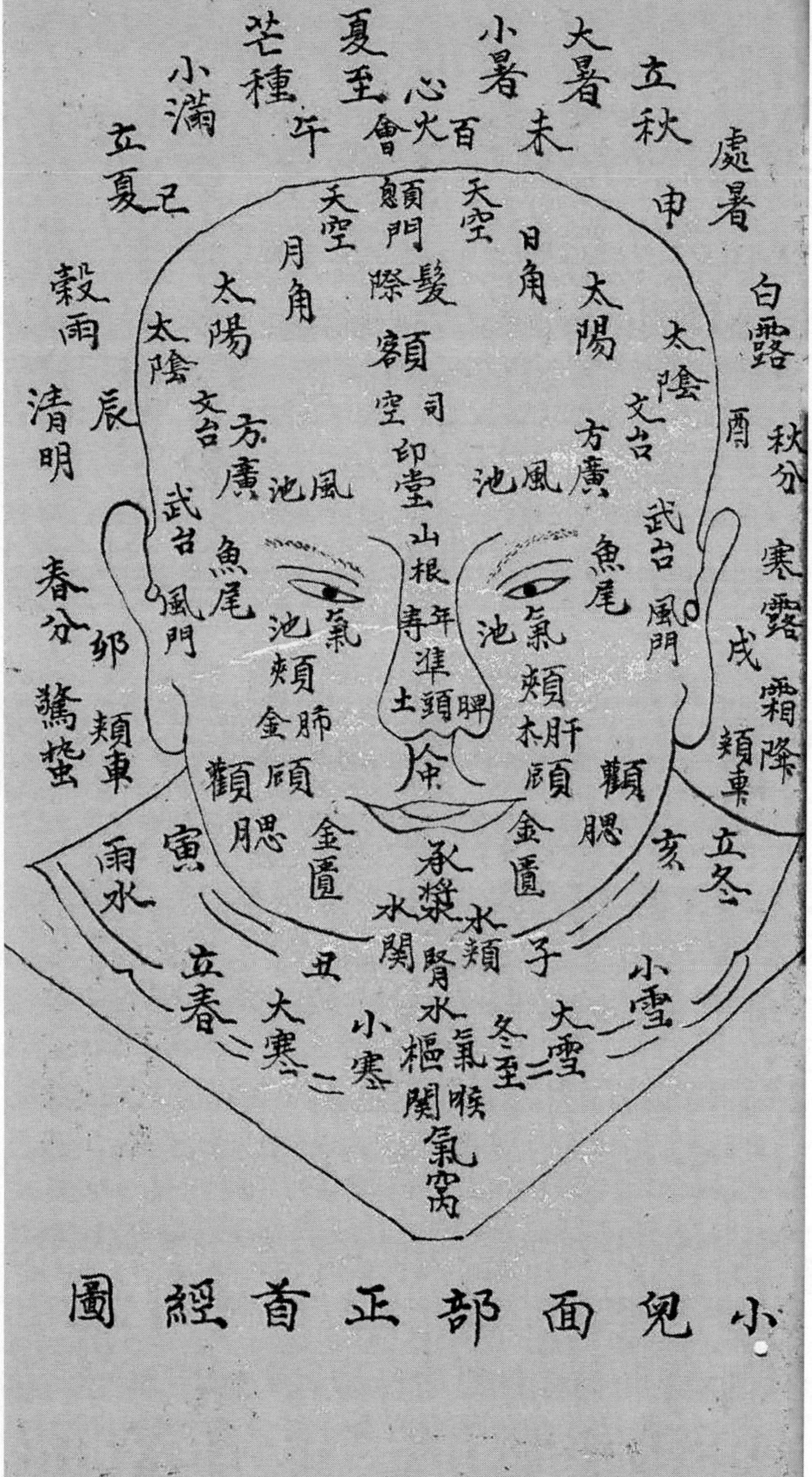

立秋
大暑
小暑
夏至
芒種
小滿
立夏
處暑
白露
秋分
寒露
霜降
立冬
小雪
大雪
冬至
小寒
大寒
立春
雨水
驚蟄
春分
清明
穀雨
申
未
午
巳
辰
卯
寅
丑
子
亥
戌
酉
百會
心火
顖門
天空
天空
日角
月角
髮際
太陽
太陽
太陰
太陰
額
司空
文台
文台
方廣
方廣
風池
風池
印堂
山根
年壽
準頭
脾土
武台
武台
魚尾
魚尾
風門
風門
氣池
氣池
肺金
肝木
顴
顴
腮
腮
金匱
金匱
承漿
腎水
喉
氣窩
頰車
頰車

小兒面部正首經圖

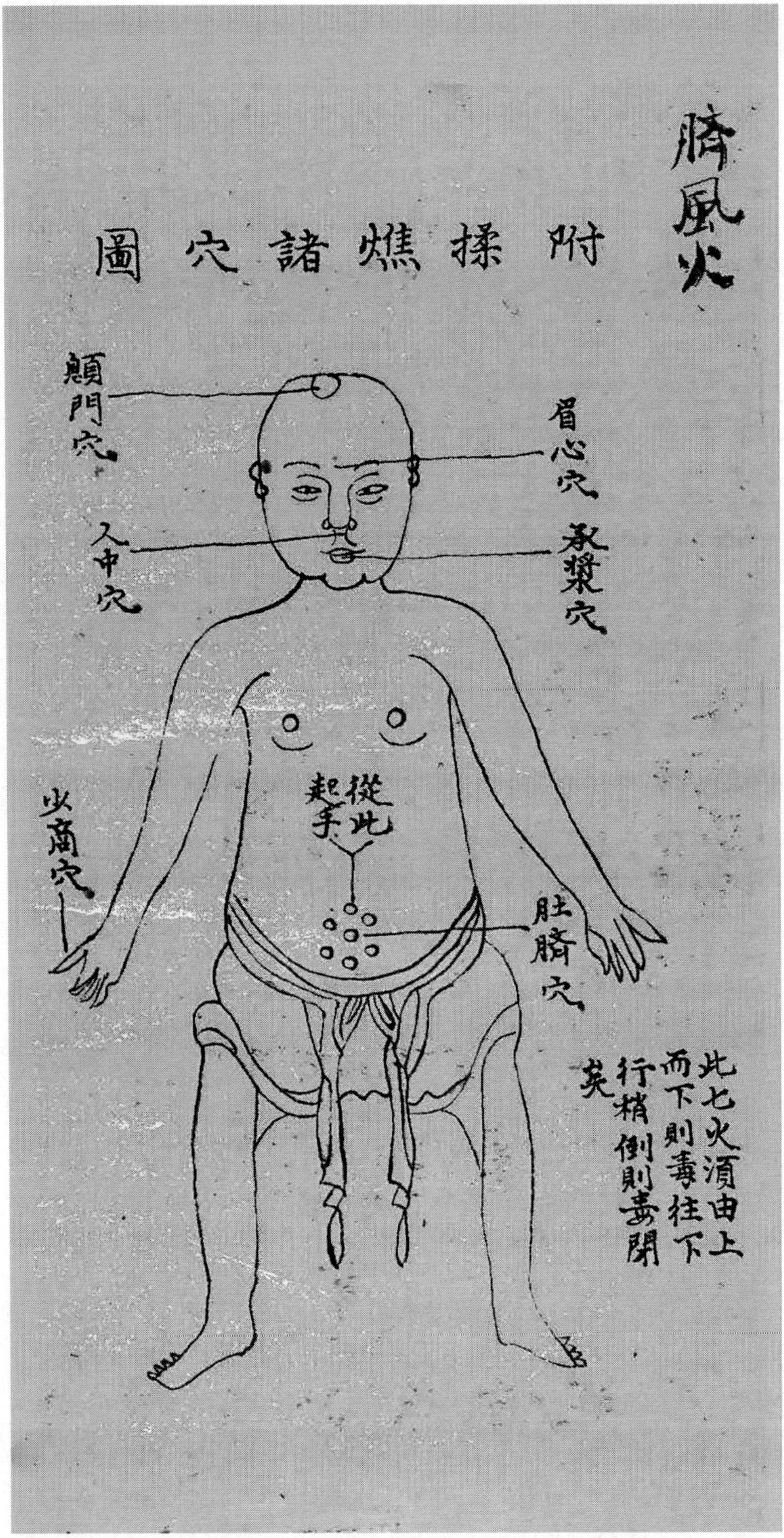

臍風火
附揉燋諸穴圖
顖門穴
眉心穴
人中穴
承漿穴
少商穴
從此起手
肚臍穴
此七火須由上而下則毒往下行精倒則毒閉矣

觀色听聲節食暖腹暖足涼

五行多在面　吉凶在觀形　紅赤曰心熱　風生是胆驚　面黃囙食積
唇白是寒侵　赤黑眉間出　甘鄭一夢沉　五聲由肺出　肺絕哭無聲
氣短咽音清　啼多心胆驚　啞声熱不退　腹痛冷相侵　听罷知虛寔
存亡中耳明　養子湏調護　提携莫妄為　乳多終損胃　食飽即傷脾
氣過方供乳　身肥少着衣　遇寒風熱起　抱子入羅幃　脾是中央土
運行在腹中　脾寒難化穀　物冷定生虫　吐瀉曰脾弱　腸鳴定食充
要安先暖胃　莫去觸寒風　足是湯明地　天寒莫露眠　氣虛從下起
体弱忌風前　養氣宜身暖　調元要骨堅　欲行千里路　暖足最為先
頸是諸陽會　一身俻萬物　口瘡曰火熾　眼淚是肝熱　毒氣蘊三焦

頭涼胸[illegible]

虛煩惱胞膈。欲求肺腑安。先沃頭間雪。心中皆屬火。內外要涼清。

口燥因心熱。胸煩是大蒸。面紅經便作。腮赤定風生。要熄胸中火。先加雪上冰

戒異形　戒洗浴　戒信巫

嬰兒在襁褓。勿令見妖形。心胆虛還竭。精神壯未成。

途逢牛馬嚇。廟見鬼神驚。旺氣由邪散。真魂被物侵。

多浴身雖潔。嬰兒不可當。肌膚寒易入。體骨濕還傷。

腹脹因寒入。瘦多是肺張。憎寒并壯熱。皆是浴蘭湯。

幼瘦非關鬼。皆因母失調。怒從心上起。氣在乳中抱。

吐過脾還瀉。身涼熱又潮。醫人知此害。勿令請巫妖。

。眼脈歌

眼上赤脈。赤筋侵眼下貫瞳人。水火困絶顖門腫起。心經火絶兼顖作坑。心絶鼻干黑燥。肺絶

肚大青筋。脾經土絶目多直視。五臟俱絶睹不轉睛。腎經水絶指甲黑色。肝絶啼不作聲。脈絶

虛舌出口。心經火絶齧齒咬人。腎經水絶魚口氣急。脾肺經絶蛔虫既出。脾胃冷熱俱出必是死形。

用藥速救。十無一生。

。論小兒驚風諸症法

夫小兒急慢驚風。古謂陰歸痫是耳。急者屬陽。陽盛而陰虧。慢者屬陰。陰盛而陽衰。盖陽動而燥疾。陰靜而緩遲。其始也皆因臟腑虛而得之。虛結熱。熱則生風。是以風生于肝。痰生于脾。驚

出于心熱。出于肺心赤主熱。蓋驚風痰熱合為四症。四症已具八候生焉。八候者。搐搦　掣顫　反張　竄視　乃八候也

●進門觀色

凡進門看小兒。男左女右。可掐中指手足節。看舌出者凶。仍知痛者。哭者生。二者將中指望下掐五好。又昏者悶者。將足跟咬之即醒。小兒鼻共筋白可救。如下黑青者難救。正月屬陰。二月屬陽。餘倣此至十二月上。春筋要白。夏筋要紅。正月要紫。二月要紅。但半月犯黑白者不妙矣。

一太陽紫脉屬太陽經能慢醒脾風急驚從下而上

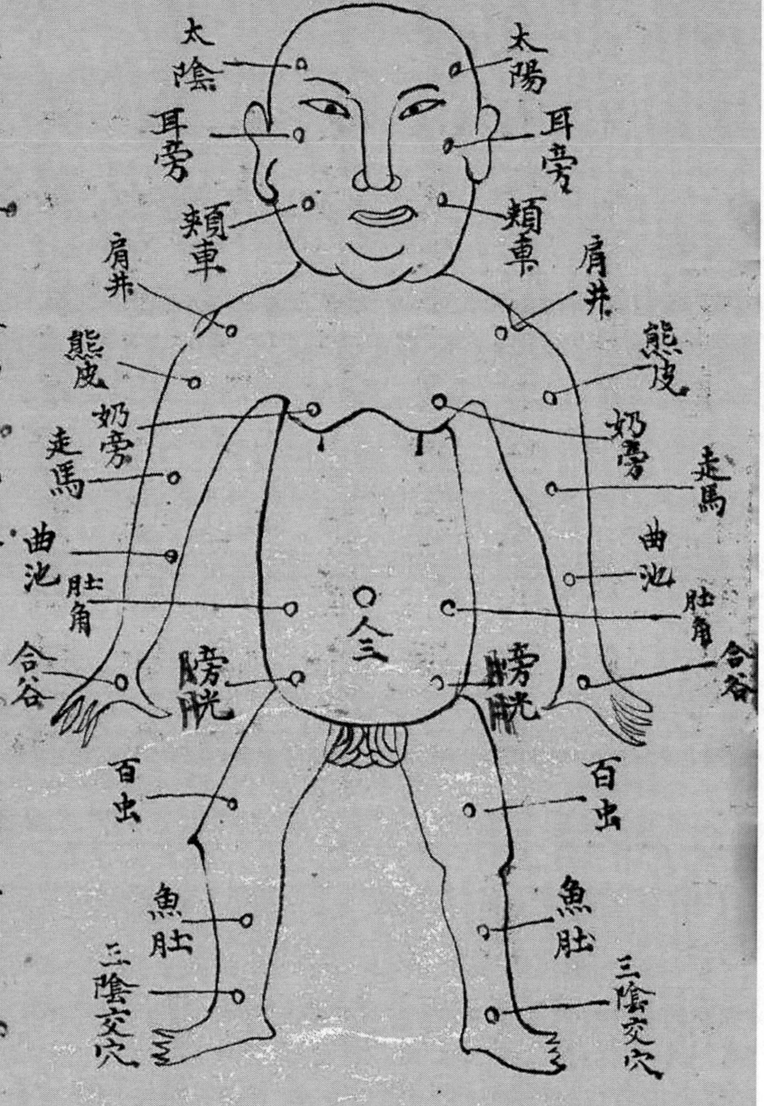

銅人正面圖

小兒推拿穴法

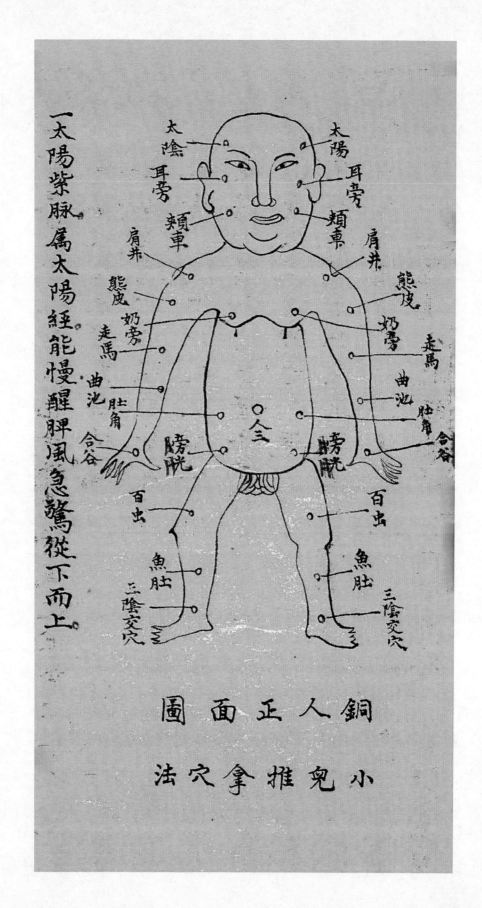

一肩井屬肺。太陰經能發汗慢驚風從上拏下。

一曲池穴屬大腸。能去抽搐。

一合谷穴通十二經絡。能開関。

一乳旁穴屬胃經。能止嘔吐。

一走馬穴屬諸經。定驚去熱搐。

一肚角穴屬脾胃經能瀉。

一魚肚穴通小腸經止瀉。定省人事。

一百蟲穴屬肺經。能止驚風。

一膀胱穴。能通小腸經退熱。

一頰車穴。屬胆經。去風開闌。

一耳後風穴。屬少陰腎經。能去風寒。

一熊皮穴。屬肝經。安神定驚去搐。

小便帶白。輕揉小肚。左三十六。右三十六。從下板上。輕〻數次即好。嬰兒生一月内。胸膈手頻翻。此病号領膈。父母惜兒難。

。推拿穴法

一拿太陽穴。即印堂。能醒脾。

二拿後風穴。即耳尾筋後。要放氣于耳葉。

三拿肩井穴。能發汗。

四拿乳旁穴。能止吐。
五拿尻骨穴。即尾閭骨。能定風搐。
六拿歸來穴。在小腹兩傍。能止瀉。
七拿百谷穴。在膝内上五寸。能定驚搐。
八拿態皮穴。在腰上些即是。
九拿合谷穴。在腰上出胞前痰趆。
十拿魚肚穴。即奪命穴。在手曲上三寸。能知人事。
十一拿膀胱穴。能利通小便。
十二拿三陽穴。能通血脉。爲要放氣于中指出。

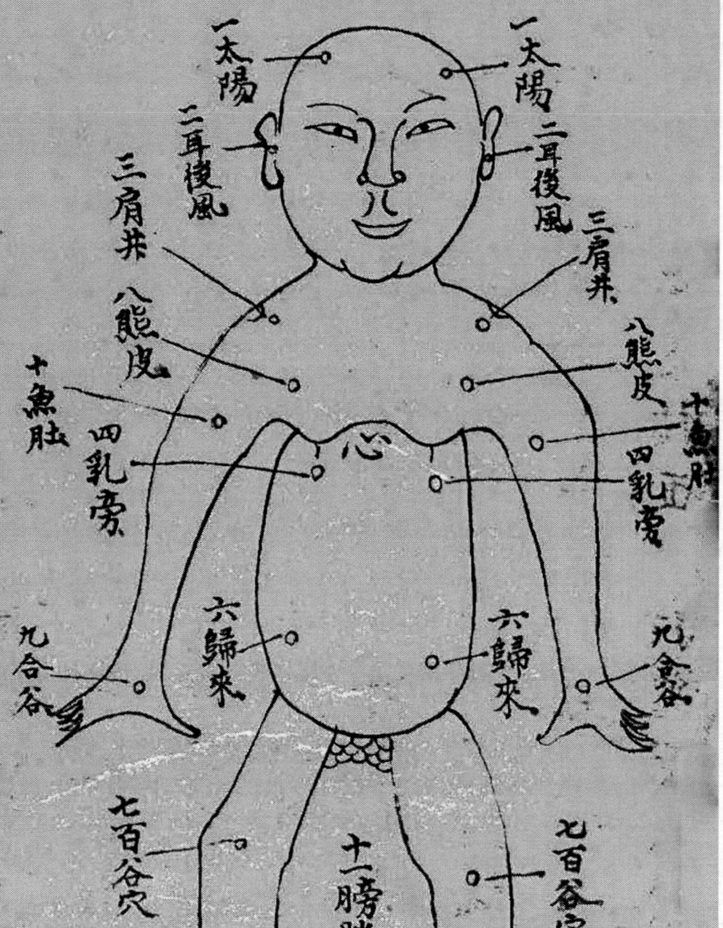
一太陽
一太陽
二耳後風
二耳後風
三肩井
三肩井
八䏻皮
八䏻皮
十魚肚
十魚肚
四乳旁
四乳旁
心
六歸來
六歸來
九合谷
九合谷
七百谷穴
七百谷穴
十一膀胱穴
十二三陽穴
十二三陽穴

推拿穴法正面圖

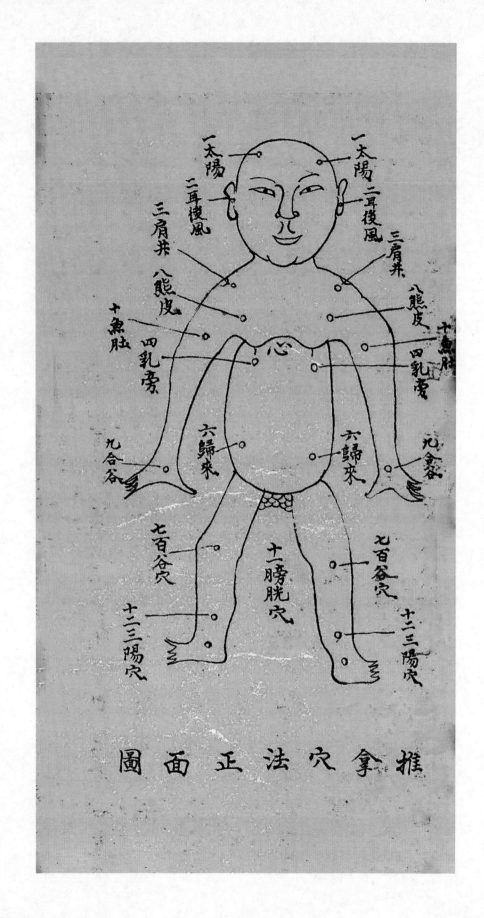

全嬰簡易歌

小兒生下一月餘。有病如何能分別。男左女右虎口看。
看是紫紋非驚熱。青色受胎氣不全。亦有驚積多搐掣。
赤色必因數日前。有驚因跌撲嗔巔。孩兒一歲至三歲。
虎口脉內看兩邊。看過一關長一米。定是驚風傳候起。
半寸病因是驚傳。先須用藥鎮心裡。若過第二第三關。
並同驚積一般説。似出不出隱隱紋。此乃經傳脾臟結。
若還紫氣難醫療。紅色之時心便寬。青色其驚入脾竅。
脈過三關連指面。孩兒死候立須見。不拘顏色赤白紅。

十死一生休啼怨

。大頭瘟

叙曰。大頭瘟前古未之論也。東垣始論之。今上壬午北方病。此者甚衆。有不啻數万人。崑居南土。未嘗見其診。鄉人自北來者皆言患者頭大如斗。蹻頭而還自若也。今考三方。觀其大略。

。臍風各不一

小兒臍風各不一。胎驚鎖肚吊腸痎。更有卵疝共五般皆由濕熱。風相擊。口吐沫。手足冷。唇白齒黑。氣促極腹大青筋啼哭多口噤不乳四肢直，藥用宣利使通氣，珍珠奪命皆當急。

。耳中出水七六歌

尋常耳中出清水，日久干結難通，雖然停耳不為亥，只恐成膿堪痛。治在少陽風寒熱，腎經濕熱相攻，紅綿鱔血可消膿，方策分明選用。

。孩兒鼻塞歌

小兒若忽鼻塞頭風寒，各有根由，傷風清涕必長流，干燥傷寒熱，抽清涕荊蘇散發謳，干燥火熱中求，黃芩支芥可同收，引用薑葱平投。

●十八面部

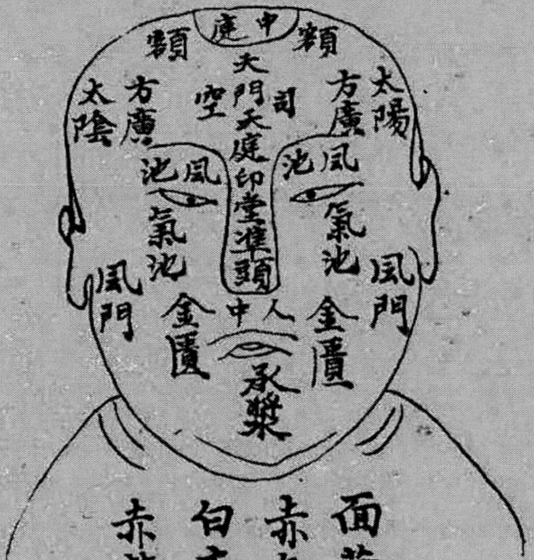

面黃多積湿●
赤色熱驚多●
白主咳嗽痢●
赤紫是傷寒●

中庭與天庭●司空及印堂額門方廣處有病定存亡●青黑驚風熱體和潤澤光不可陷綦損唇黑最難當青甚須憂思昏黑亦堪傷此是命門地醫師要較量面赤至熱急驚風宜煎風凉藥面白主傷湿慢驚風宜補脾熱藥面黃主積多下痢宜消積丸

足厥陰肝
足少陽胆

手少陰心
手少陽小腸

足太陰脾
足陽明胃

手太陰肺
手陽明大腸

足少陰腎
足太陽膀胱

味辛補酸瀉。

味鹹補甘瀉。

味甘補苦瀉。

味酸補辛瀉。

味苦補鹹瀉。

氣温補凉瀉。

氣熱補寒瀉。

氣温凉寒热。
補瀉各所宜。

氣凉補濕瀉。

氣寒補熱瀉。

集成神火歌

仙傳神火天然理。始自角孫瘛脉起。聽宮曲鬢本神旁。次及天容仍右取。顱會承漿左肩井。曲池合谷諸邪屏。氣関已過至神門。右亦如之昏可醒。左乳根中七燋始。右亦如之何待齒。臍下陰交續命関。平平三點凶危止。脊中身柱至長強。肺俞陽陵承山當。崑崙觧溪邱墟穴。湧泉右亦效之良。俞音怒也

指明火穴

仙傳神火天然理。始自角孫瘛脉起。凡用灯火無論男嬰女嬰皆從左边用起角孫在耳尖上瘛脉在耳後根是也

聽宮曲鬢本神旁。次及天容仍右取。聽宮在耳門前曲鬢在鬢角脚旁本神在額角天容在耳輪根下左邊

已完右亦如此是也顖會承漿左肩井曲池合谷諸邪屏顖會即顖門承漿在下唇宛宛中肩井在肩上宛宛中從左起故曰左
肩井曲池在肘彎上廉屈縫處合谷在虎口近人骨處是氣關已過至神門右亦如之昏可醒氣關左食指第二節神門右掌
後下廉骨之端左完右亦如之是也左乳根中七焦始右亦如之何待齒自左乳根下走從上至下七焦止右乳根
下亦在如之是也臍下陰交續命關平平三點兇危症陰交在臍下半寸用火三焦止脊中身
柱至長強肺俞陽陵承山當身柱在項骨二節下從上至下九焦至長強穴止肺俞在兩飯匙骨縫中陽陵泉在膝外邊下三寸
承山在脚肚盡處是也崑崙鮮溪邱墟穴湧泉右亦效之良崑崙在外踝骨後鮮溪在繫鞋帶處邱墟在外踝
骨前湧泉在脚底中心左脚卒完右亦如之觀其穴是也

銅人正面圖

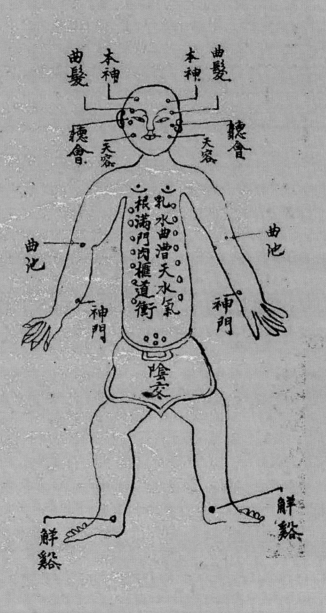

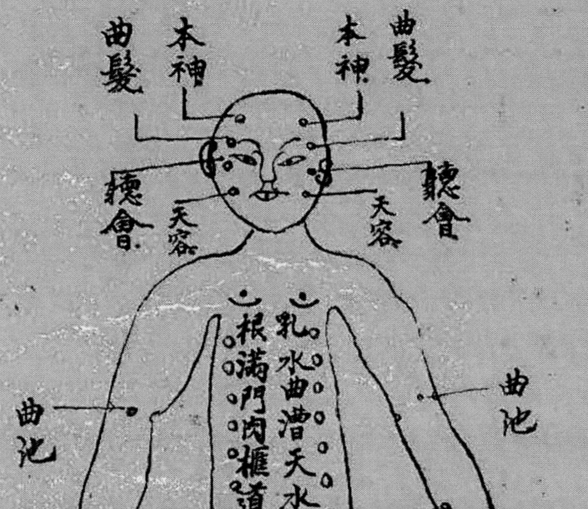

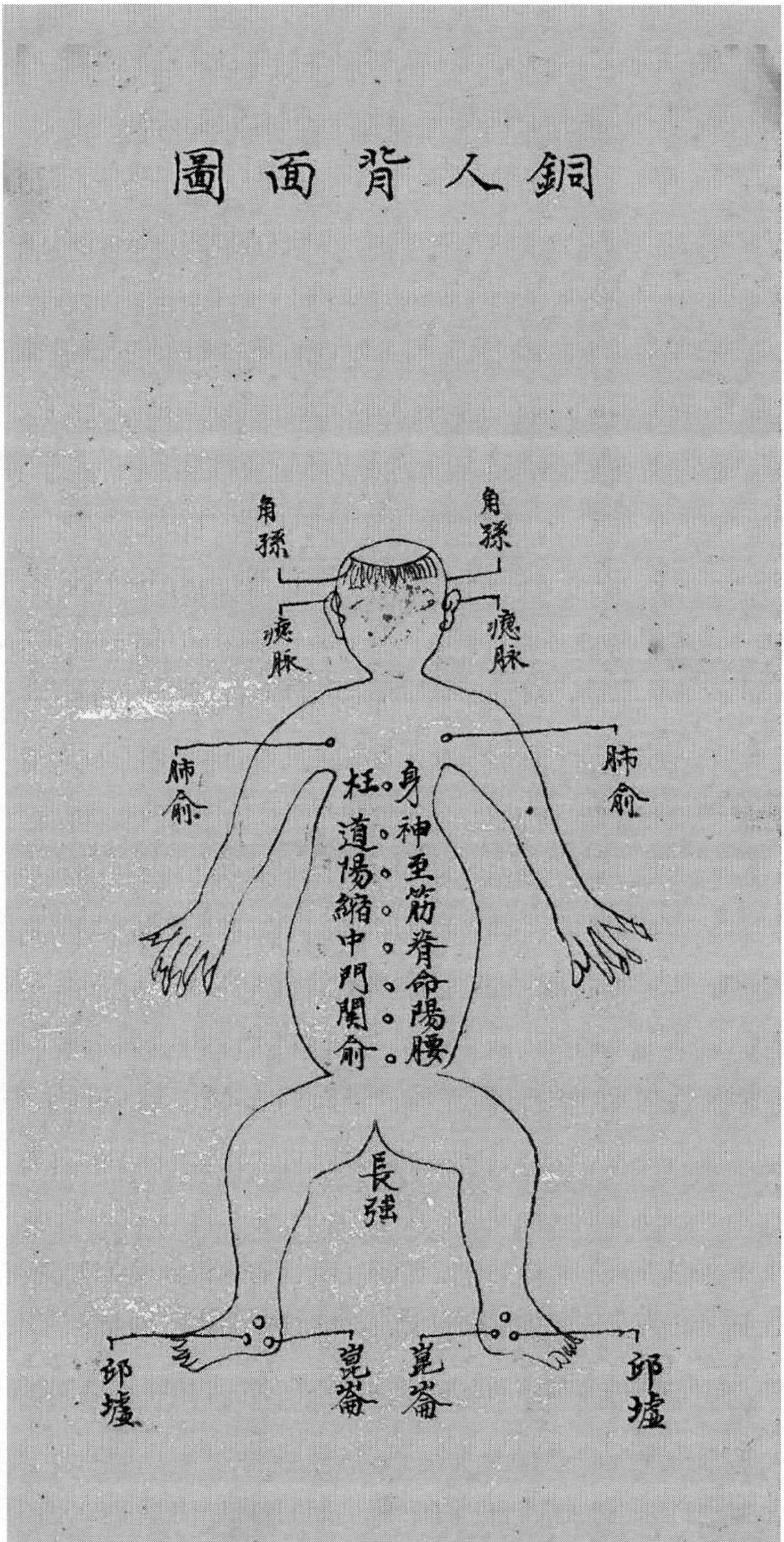
銅人背面圖
角孫
角孫
瘈脈
瘈脈
肺俞
肺俞
身柱
神道
至陽
筋縮
脊中
命門
陽關
腰俞
長強
邱墟
崑崙
崑崙
邱墟

揉穴正首圖

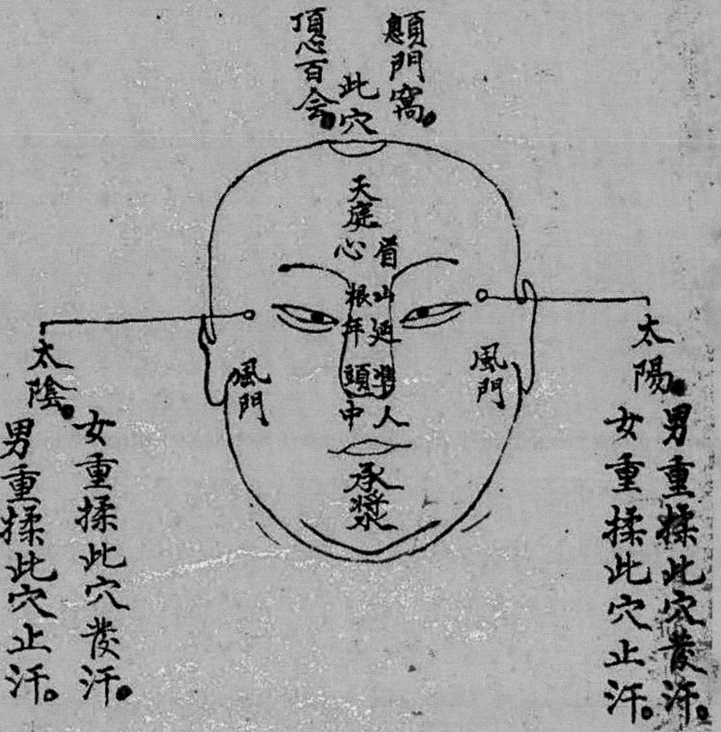

推法用葱薑煎汁浸染。醫人大指先從眉心穴。向額上推至二十四數。次從眉心穴。分推至太陽太陰九數。再自天庭。至承漿。各穴掐一下以代針法。再于太陽太陰。或發汗。或止汗。再將兩耳下垂尖。捻而揉之。又將兩手捧頭面搖之。以順其氣。再看寒熱。向手推三関六腑。及運八卦。隨分推胸口。及揉臍。推委中畢。再揉一掐肩井穴。至子別穴看症再加揉法

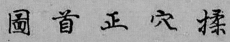

推拿左手正面圖

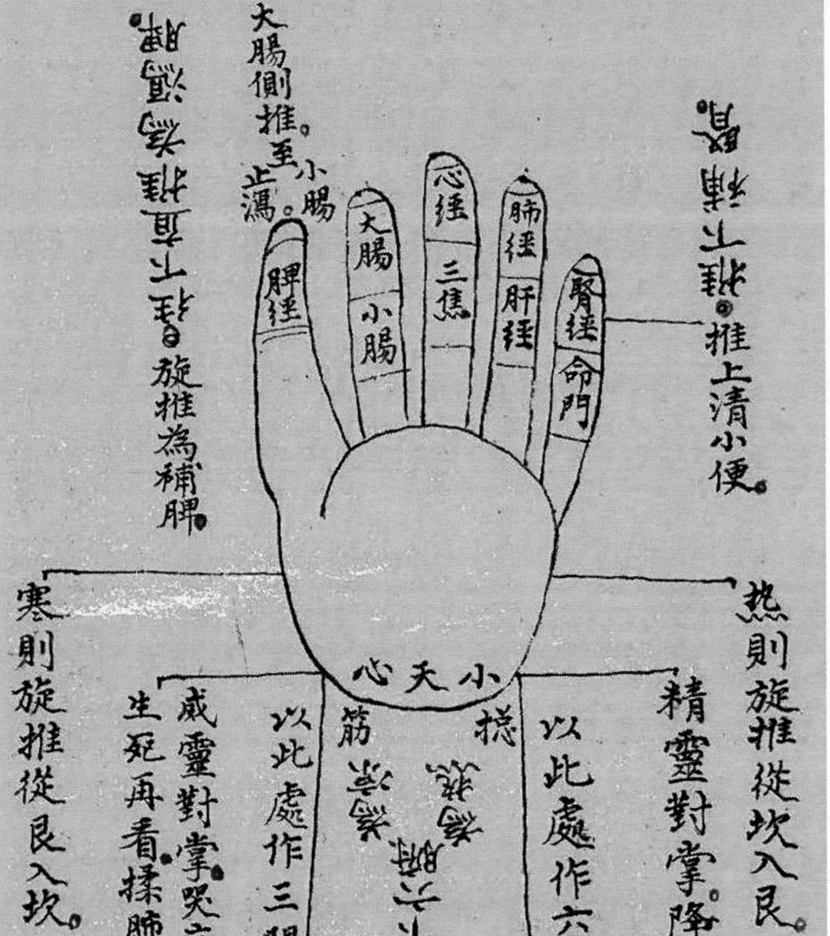
大腸側推至小腸止瀉
脾经
大腸
小腸
心经
三焦
肺经
肝经
腎经
命門
推上清小便
旋推為補脾
熱則旋推從坎入艮
寒則旋推從艮入坎
小天心
筋
精靈對掌降喉口痰响
以此處作六腑悮之
以此處作三關大悮
威靈對掌哭症輕不哭大凶
生死再看揉肺俞穴

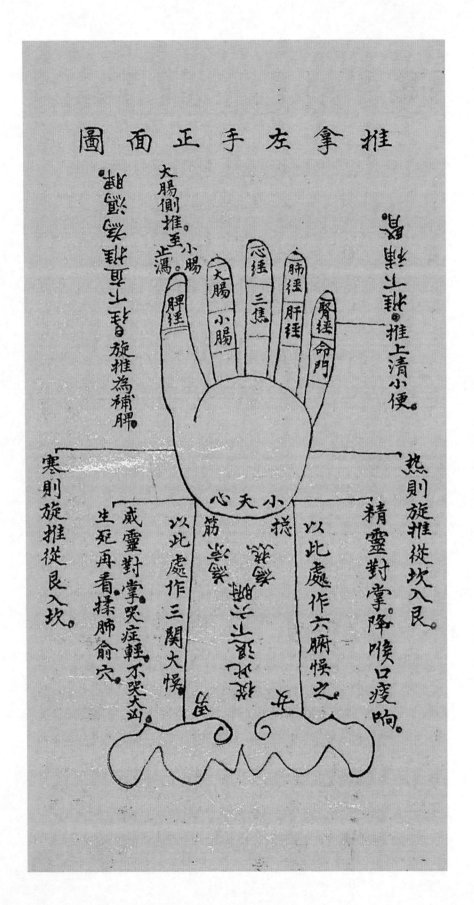

推三關退六腑運八卦。男女俱在左手。今以男右手為女之左手。獨不思右掌无八卦。若亦有八卦。則震居西。兌居東。艮居乾而坤居巽。豈後天八卦之定理。而為女之推拿。遂變其位置耶。況男女心肝腎脉。俱在左手。若女以右手為左。則心肝諸脉可在右手否。

凡小兒病。宜先觀形症神色。然後察脉。假如肝之病。則面青。心之病。則面紅。脾之病。則面黃。肺之病。則面白。腎之病。則面黑。先要分別五臟形症。次看稟受盈虧。胎氣虛實。明其標本而治之。無不可者。

入門審候歌

觀形察色辨因由。陰弱陽強髮硬柔。若是傷寒雙足冷。
要知有熱肚皮求。鼻冷便知是瘡疹。耳冷應知風熱症。
渾身皆熱是傷寒。上熱下冷傷食病。

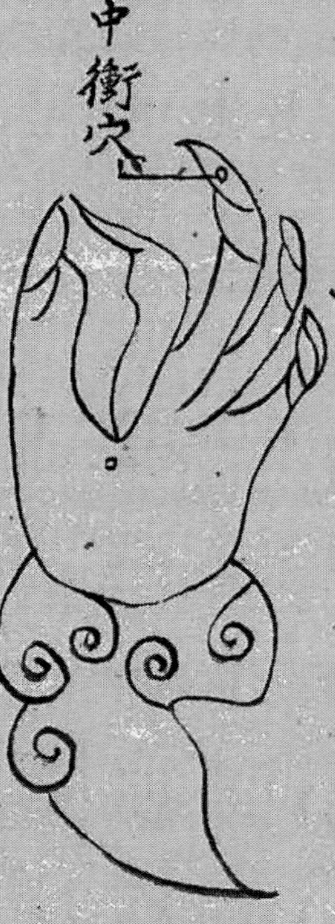

五指梢頭冷。驚來不可當。若逢中指熱。必定是傷寒。
中指獨自冷。痳痘症相傳。女右男分左。男分明仔細看。

左手正面圖

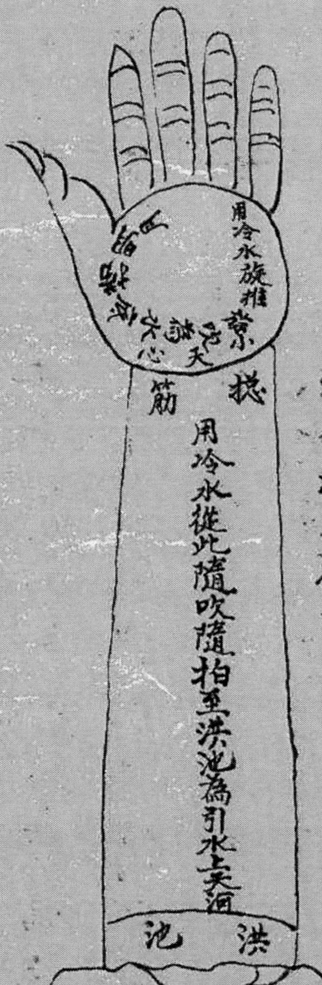

推法以兩手圍握兒手，將大指在總筋中，分推各往側之。

兒眼翻上者，將大指甲在小天心向掌心下掐即平。

兒眼翻下者，將大指甲在小天心向總筋上掐即平。

夏禹鑄曰。大指面屬脾。畫家畫手掌。不把人指畫正面。乃畫家之正法。前人只得以脾土字寫在側邊。後人悞認。以訛傳訛。遂人。大指之側邊為脾金。故將前掌圖。大指移作正面。此曰脾土畫圖之權宜。又曰口訣。有曰脾土。曲補直為推。見有曲字。巨把皃指一曲着。則側面居正。故愈以側面為脾。郍曉得曲補之說。曲者旋也。于指正面旋推為補。直推至指甲為瀉。此前人一字之訛。遂成流獘莫救。今人推之不效。皆由穴之不真。前人傳之已悞。後人幸勿再誤。

右手正面圖

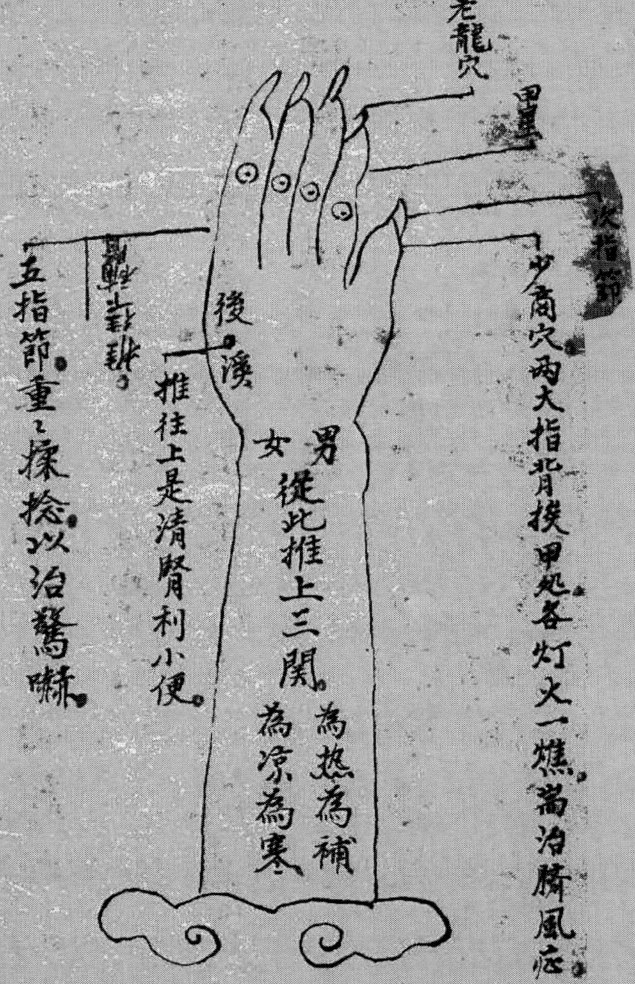
老龍穴
次指節
少商穴兩大指背挨甲処各灯火一燋。當治臍風症
男
女
從此推上三關。為熱為補
為凉為寒
後溪
推往上是清腎利小便。
五指節重々揉捻以治驚嚇。

夏禹鑄曰。五指稍尖俱属下。前人作上悮矣。譬諸草木根是本稍為末。末下也。不辨可知。前人又每以左足為右足。獨不想到人在堂居中朝上坐。却是西邊為左邊。如此明白顯易的道理胡為乎還錯了。若女則右足為左足。地道尚右也。

男左手直骨背面為三関属氣分。推二氣行陽動。故為熱為補。

●論手指三関六腑兼臍風初發症

男左手直骨正面為六腑乃血分。退下則血行陰動。故為寒為凉。其兩邊側裏属陽氣陰血。交界之地。以此處作三関六腑。推之氣血無所適從。補瀉何可合用。

三關陽也。何女以推上為寒為凉。所謂陽極陰生是也。女陰道也。故從陰生處推之。

六腑陰也。何女以退下為熱為補。所謂陰極陽生是也。故女從陽生處推之。

夏禹鑄曰。臍風初發。吮乳必口鬆。兩眼角挨眉心處。忽有黄色。宜急治之。治之最易。黄色到鼻。治之仍易。到人中承漿治稍難。口不撮。微有吹噓。猶可治也。至唇口收未鎖緊。舌頭強直。不必治矣。一見眉心鼻準有黄色。即用燈火於顖門一燋。人中承漿兩手大拇指端少商各一燋。臍輪遶臍六燋。臍帶未落於帶口一燋即落。於落處一燋，共一十三燋。風便止，而黄即退矣。古今燈火惟上全身。火有經有腧有理有法。無有出其右者。第火穴多，恐倉卒之際。在爛熟者不難。倘素未經練者。一時不能用。故附夏氏臍風火於此處。庶忙迫之時。可以濟急。此火亦曾經驗。第不及全身燈火耳。

合骨虎口二穴圖

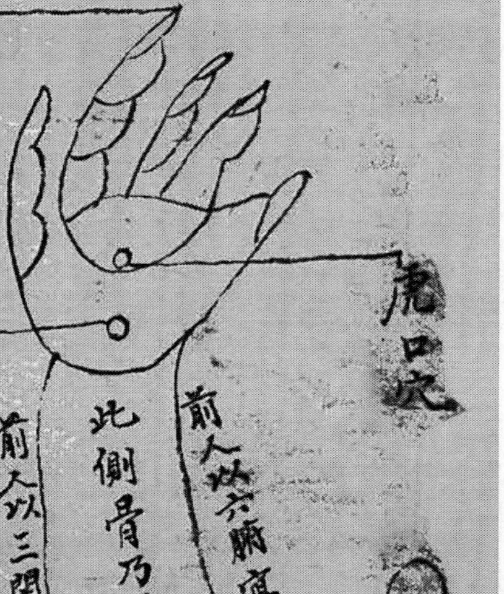

看側骨之兩边明明是正面後人多錯看了奈何奈何

合骨穴乃兩骨合縫处用元宵大兩手各一燋

老龍穴于驚死特在精靈威靈二穴拿不醒再于此穴一掐知痛者生不痛者死可向肺俞穴重揉以探之

夏禹鑄曰。前人曰合骨穴。故畫側手圖只能畫一面。不能畫三面。故以三關六腑寫在兩邊。按圖雖在兩邊而推。畫圖之情。兩邊原是正面。後人不體其情。以側手圖之側面。遂執為兒手正面之側邊。作三關六腑。不[illegible]可怪哉。古人畫[illegible]骨穴。想無不真多。曰彼讀書明理。家為醫道。不足習習之者。皆俗子庸夫。不能揣情度理。一錯看過。以訛傳訛。相習不察。余力闢前謬。非故示異也。由幾番折肱體認得來的。後之君子。當毋以妄誕目哉。

脚穴圖

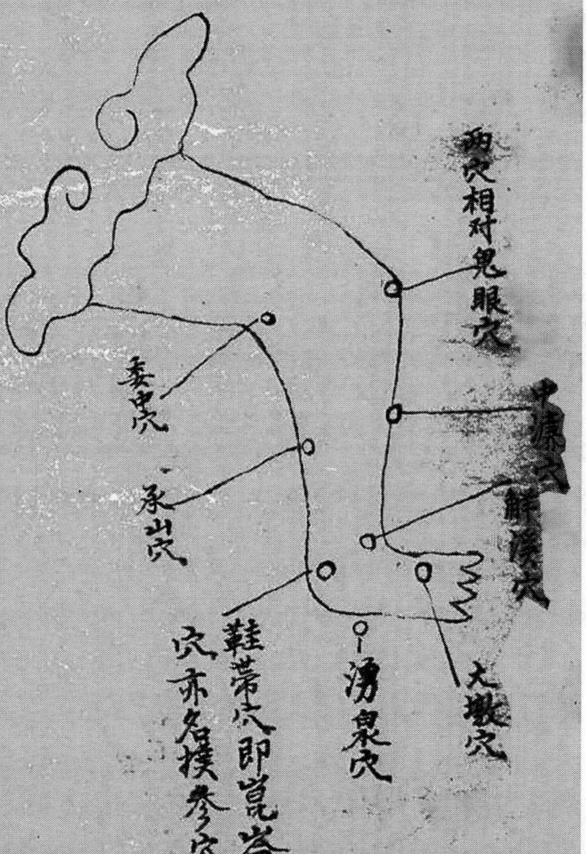

湧泉穴。男左轉揉之吐即止。右轉揉之瀉即止。左轉不揉主吐。右轉不揉主瀉。女之反是。

驚來若急。大墩穴拿之。或鞋帶穴對拿。如嬰兒弱死。在大墩穴按之無脉。又在鮮溪穴再按又無脉。弱到十二分地位。不必醫。如兩處有脉。即用人參一二分服之自轉。不可多用。恐弱不能受。反加一死。醫者知之。

驚時若身往前撲。即將委中穴。向下掐住身便直。若身後仰即將膝上鬼眼穴。向下掐住身即正。

活幼口義歌

初生孩兒一塊血。
有熱當知是胎熱。
臍風撮口老娘乖。
不乳一霄神自脫。
若知難救命須臾。
男兒兩目閉不開。
或將向火或加綿。
醫人看做驚風錯。

也無涎形也無脉。
三朝繃抱未知安。
鎖肚青筋唇口撮。
只將妙藥保安康。
嫌兒指甲兼唇黑。
血出須用生地黃。
神情不穩目斜視。
但只涼心便安藥。

有驚當知是胎驚。
七日一臘古來說。
又有因邪客忤見。
良久牙兒命多活。
女子初生小便血。
又有初生便發涎。
強直反張深可憐。
須宜小許地黃多。

更加些密神仙藥。
月內半週名襁褓。
六十四日為一蒸。
變蒸未足在面部。
耳間屬腎常主虛。
面中顴臉屬心火。
若還相尅看工夫。
心主驚兮肺主氣。
吐瀉不止驚風至。

牙兒未週不識驚。
驚熱須當順變蒸。
一十八次變蒸定。
中宮鎮星印堂間。
眉稜骨下俱是穴。
惟有人中屬肺部。
順候易理逆難療。
肝主風兮脾主味。
自古驚言心上主。

忌作聲啍不安寧。
三十二日為一變。
方有脉自寸口生。
左眼太陽右太陰。
唇口兩畔脾所居。
五行相生輕都重。
知不通兮惟模粗。
胃家不得冷兼虛。
五臟六腑有驚名。

心驚血散氣不護，流入虛堂百病生。肺腑吃水肺喘嗽，
乾吐無時脾胃困。腎候咬牙肝搐眼，夜啼驚恐臉紅心。
五心熱是脾招得。面青下黑胆生驚。若在三焦終作渴，
或入膀胱卵痛聲。

·論兒得病症候

搖頭揉目。肝熱生風。眵淚懵明。三焦積熱。鼻生清涕。肺受其寒。
頰赤面黃。風傷其熱。霍亂吐逆。胃積氣傷。瀉痢不常。氣攻腸滑。
面青呵欠。驚氣傳肝。盜汗瀼瀼。臟腑生熱。肺壅氣傷。胞膈氣熱。
涎盛發齁。積傷風熱。小便淋赤。熱聚膀胱。疝氣咽啼。胎中積結。

奶脾疳癖。因物所傷。喉閉丹瘡。肺之受熱。愛吃泥土。脾臟生癖。吐逆瘦涎。蛔虫上出。脫肛瀉血。冷熱積傷。消渴口瘡。心家受熱。面黃浮腫。積氣所攻。鶴膝鮮顱。因風腑熱。行遲語澁。胎積氣傷。項硬肝風。氣傷木舌。醫經要畧。病源辨別。神如明之。詳細用藥。

。胎驚歌

肚熱腮紅心不寧。四肢抽掣又瘦生。時時嘔吐身強直。半歲皆由胎受驚。又有項間生大塊。此因驚風積如成。消瘦消熱生須理。定魄安神用鎮驚。

霍亂吐瀉歌

霍亂吐瀉為因何。上吐下瀉腳轉筋。只緣胃氣承虛弱。
飲食不調原是根。日間受熱夜感冷。邪氣正氣渾不分。
所以發而為吐瀉。治療隨時要酌斟。藿香正氣春冬用。
五積嚴冬何救人。夏月藿苓為要領。六和秋月有神靈。

治小兒月內驚風歌

七箇殭蟬三个蝎。一粒硃砂一片雪。不拘慢驚風藥引。
須用生薑與人血。每用一分或半分。塗兒舌以乳汁下。

一片雪即是輕粉。人血即是人乳

宿食歌

宿食緣何不尅消。或成積滯不停調。
或酒或利無比對。審其虛寔用藥高。
虛寒脾積并感順。不必他方把心稍。

只因體弱胃脾嬌。吞酸嘔惡并噎噫。
或有頭疼等樣喬。輕者三稜紅丸子。
寔熱神芎黑圓調。

最怕過飡生冷食。胸滿氣膈或熱潮。
醫治之法甚容易。重者麻黄等件交。
但能依此數件藥。

十八反歌

本草言明十八反。逐一從頭說與君。人參芍藥與沙參。

細辛元參及紫蘇。苦參丹參并前藥。一見藜蘆便殺人。

白蘞白芨并半夏。瓜蔞貝母五般真。莫見烏頭與烏喙。

逢之一反疾如神。大戟元花并海藻。甘遂已上反甘草。

若還吐蟲用翻腸。尋常犯之都不好。蜜蠟莫與葱根覩。

石決明休見雲母。藜蘆莫使酒來浸。人若犯之都是死。

十九畏歌

硫黃元是火之精。樸硝一見便相爭。水銀莫與砒霜見。
狼毒最怕密佗僧。巴豆性烈最為上。莫與牽牛不順情。
丁香莫與鬱金見。牙硝難合京三稜。川烏草烏不順犀。
人參又忌五靈脂。官桂善能調冷氣。若逢石脂便相欺。
大凡修合看順逆。炮烘炙膊要精微。

天釣驚歌

天釣原由積熱生。涎潮心熱又多驚。雙睛翻上唇多燥。頸[illegible]瘦鳴爪甲青。百日胎寒與臟寒。中寒內釣痂同看。停傷食積留中脘。吐瀉頻啼哯乳干。小腹痛攻心與胃。虛膨滿悶兩眉攢。吐涎面白啼聲細。寒戰唇青手足拳。吐出不消純下白。四肢厥逆夜熬煎。如斯已上皆寒症。萬勿因循病變端。湯則理中加減用。或投七劑七香丸。若能依此為施治。起死回生是不難。凡胎寒臟寒。手足拳曲。面青白。腸鳴口冷。啼哭聲戰。口禁不乳。先用理中湯。加木香肉桂煨芍藥。

零吐瀉乳食不化或吐少出瀉利青白肚腹作痛理中湯加味
木香半夏吐甚加公丁香
脾胃受寒飲食少胞脹不消加丁香山查
寒脹腹大虛膨青筋內痛喜食熱物加大腹皮檳榔木香
豚疝氣凡胃之積寒自腹下有物如毛管升上即痛加澤瀉良
姜青皮木香寒症夜啼更盡則腹臥哭多睡少天明則已腰曲
額汗眼中無以淚面青白漸入盤腸加萊菔茴香內鈎身由倭
氣不舒暢加宿砂萊菔木香沒藥蔥白引煎

論疳癆

小兒疳癆是險患。夫不識根由。面無血色髮鬆焦。肚大頸千脚小。吐瀉時〻舉發。似瘧非瘧來潮。跪泥弄舌滯顧焦。不治休嗟命夭。

。論傷脾胃

小兒食傷脾胃。疳癆煩熱虛羸。黃連芦苓解蒸危。莪宿青陳去積。當歸川芎養血。夜明沙君子攻廻。殭蟬廣木香五灵脂粟壳和為丸之最。

論骨熱五疳歌

骨熱頭焦五臟疳胞煩盜汗髮毛干肚高腳細手黑爛遍體生瘡瀉痢蝦。好泥土化生米穀。炭茶蔥藥任資飡。五疳消積肥兒劑。脫甲同投便見安。

○論臟腑嬌

小兒臟腑嬌嫩。飽則易傷飲食。一或失常。不成疳者鮮矣。或小兒失乳。吃粥飯太早。耗傷形氣。則疳之根生。食乳稍多。傷飽充度則疳。恣食肥甘油膩生冷鹹以滯中脘則疳。或乳母睡臥寒暄失理。飲食乖常。喜怒房勞。即與兒乳則疳。因世患傳入以致脾胃一傷。諸臟皆弱。但見目澁。或生白膜。唇赤面黃。喜臥冷地

受食泥土吐瀉痢无常肚痛脹滿耳鼻生瘡頭髮作穗脚弱頸
小體極瘦削好冷水潮熱進退皆其症也將以集聖丸兼以飲
参苓白朮丸調之百无一失

。論腰痛

治腰痛不可忍杜仲薑汁炒牛膝酒洗破故帋川芎荊芥當歸
各戥分為細末用公猪腰子一對將竹刀劈開去膜入末藥內
一同生酒煎加兔絲子為妙

。治月內胎驚

新產小兒或月內或月外忽發驚搐一二周時不愈請醫服藥

無效。後将用鼠卵兩大枚将以硃砂拌懸掛陰乾研細末用菖蒲煎湯冲服奇效。法之最愈也。

○治鎖口驚

明腰黄三錢。月石三錢。冰片少許。真元寸少許。共為細末。用臘脂頭待指頭離。湿将離蒻擦兩顋内。

又奇方。用真元寸一分。上硃砂五分。螺螄七枚。打如泥。塗顖門上。陰乾自落。

○論霍乱兼絞痧附臍風三症

一霍乱吐瀉。諸藥不效。菉荳胡椒各凡一粒。研末煎服。如渴甚者。将此二物研細。以新汲水調服則安。

一乾霍乱。即絞腸痧。忽然絞痛。不吐不瀉。疫壅腹脹。手足厥冷。六脉沉細。其惡候也。急用食塩一兩。生薑五錢。搗碎同塩炒黒。水一大碗煎服。良久以指探喉中。探吐之。不吐。即瀉亦可。

絞腸痧。亦有陰陽二症。陰痧。腹痛手足冷。看其身上有紅點。以燈火於紅點上焠之。

陽痧。腹痛手足煖。以鍼刺其手背近爪甲處。一韭葉許出血即安。先自兩臂捋下。其惡血令聚指頭。然後刺之。

凡發痧。手足瘚冷。腹痛。用温水一碗。令病人伏卧櫈上。以手醮水拍其兩膝灣。名委中穴。看其體上有紫黑點。現以鍼刺出惡血。即為效愈。脾肝腎三經脉皆從屬委中穴

又法。以香油拍兩手曲池穴。即肘内灣處。以苧蔴醮油戛之刮起紫疹。立刻即愈。心肺心包絡三經之脉皆從此處屬曲池穴

小兒初生。惟臍風為惡候。其症有三。曰臍風。曰噤口。曰鎖肚。雖皆臍諺而寒熱自别。治者宜詳。

一曰臍風。由断臍後。為因水濕風寒所乘入於臍。流於心脾。令肚腹脹滿。吮乳口鬆。多啼不乳。此初起之時。速用火攻散之。若

至氣息喘急。啼聲不出。或肚上青筋。吊疝作痛。此胎毒夾風邪入臓。外用火攻。内服指迷七氣湯。若肚臍青腫。撮口不開。牙關緊閉。口吐白沫。不乳。青黑者。皆不治。

一曰噤口。其診眼閉口噤。啼聲漸小。舌上聚肉如粟米狀。吮乳不得。口吐白沫。大小便不通。遇此先看其上腭有點子。即以指甲輕輕刮破。以木香白蔻仁各五分。煎湯化洗瀋丹。利動臓腑氣順自愈。

一曰鎖肚。由胎中熱毒。壅盛結於肚門。大便不通。急令婦女温水漱口。吮兒之前後心。併臍下。及手足。共七處。凡四五次。外以輕粉五分研末。蜂蜜少許，温水調服，以通為度。如更不通，以葱白三四寸長，用油抹潤，輕透穀道，絪入二寸許，以通為快。若至七日不通者死。

治臍風撮口

此乃臍受風邪，以致面赤喘急，啼不出聲。臍上必有青筋一條，然後日久分開兩叉，若至近心，即不救，危矣。急用香油燈火灸筋頭尾三次，灸在青筋，又灸臍上三次。藥用紫蘇、前胡，炒殭蠶，煎汁服之，頻滴口中，嚥之，待以開口啼聲，以度為妙乎。

香油即麻油，將燈草摭油引火，灸筋上之妙乎

◦卓溪集推拿歌

百會由來在頂心。此中一穴管通身。撲前仰後歪斜癇。艾灸三九抵萬金。

腹痛難禁還瀉血。亦將火法此中尋。

傷寒推法上三關。臟熱專推六腑扳。六腑推三關一應。三關推十腑推三。推多應必為調變。血氣之中始不擂。（相）

啼哭聲從肺裏來。無聲肺絕寔哀哉。若因痰蔽聲難出。此法醫家用妙哉。

病在膏肓不可攻。我知肺俞穴能通。不愁痰築無聲息。艾灸通神勝化功。

張口搖頭并反折。速將艾灸鬼眼穴。更把臍中壯一艾。却是神仙最妙訣。

肩井穴是大關津。掐此開通血氣行。各處推完將此掐。不愁氣血不週身。

病在脾家食不進。重揉艮宮妙似聖。再加大指面旋推。脾若初傷推即愈。

頭疼肚痛外勞宮。揉外勞宮即見功。疼痛醫家何處識。眉頭蹙蹙哭聲雄。

心經熱盛作痴迷。天河引水上洪池。掌中水底撈明月。六腑生凉那怕痴。

嬰兒臟腑有寒風。試問醫人何處攻。揉動外勞将指屈。此曰黄蜂入洞中。

揉揺五指爪節時。有驚風嚇必須知。若還人事難甦醒。精威二穴對掌施。

胆經有病口作苦。只将妙法推脾土。口苦醫人何處知。合口頻頻左右鎖。

大腸側推到虎口。止瀉止痢断根踈。不從指面斜推入。任教骨碎與皮穿。揉臍兼要揉龟尾。更用推揉到湧泉。

腎水小指與后溪。推上為清下補虛。小便閉赤清之妙。腎虛衍
少補為宜。（小指正面屬腎經）
小兒初誕月中啼。氣滯盤腸不用疑。臍輸胃口宜燈火。木香用
下勿遲遺。
白膈青色有肝風。鼻破生瘡肺熱攻。祛風却用祛風散。指頭瀉
肺效相同。
鼻準微黃紫庚幾。奇紅帶燥熱居脾。大指面將脾土瀉。灶土煎
湯却有宜。
太陽發汗來如雨。身熱弱兼太陰需。太陰發汗女兒家。太陽止

汗单屬女。眼翻即掐小天心。望上須将下掐平。若是雙眸低看地。天心上掐即迴睛。

三門七日眼边黄。便是臍風肝受傷。急将燈火十三點。以是醫仙第一方。

效見推拿是病軽。重時莫道藥無靈。瘵驚定要元宵火。非火何能定得驚。若用推拿須下午。推拿切莫在侵晨。任君能火還能藥。燒熱常多退五更。叮嚀寄語無他意。恐笑先生訣不真。

○通脉法

凡小兒忽爾手足厥冷。此蓋表邪閉其經絡。或風痰阻其榮衛。又或大病之後。陽不布散于四肢。速用生薑煨熟搗汁半小杯。畧入麻油調勻。以指蘸薑油摩兒手足。往下搓挪揉捩。以通其經絡。俟其熱回。以紙拭去之。

凡小兒指紋滯濇。推之不動。急以此法推豁之。蓋此法不論陰陽虛寔。用之皆效。

開閉法

凡小兒風痰閉塞。昏沉不醒。藥不能入。甚至用艾火灸之。亦不知痛者。蓋因痰塞其脾之大絡。截其陰陽升降之隧道也。原非死證。用生菖蒲生艾葉生薑生葱各一握。共入石臼內搗如泥。以蘇油好醋同煎四味。炒熱布包之。從頭項背胸四肢。乘熱往下熨之。其痰一豁。倏然而醒。此方不特小兒。凡閉證皆效。

引痰法

凡小兒痰嗽。上氣喘急。有升無降。喉中牽鋸之聲。須引而下行。用生白礬一兩研末。少入麵粉米粉亦可。蓋生礬見醋即化成水。入麩粉取其膠黏之故也。好醋和作二小餅。貼兩足心。布包之一宿。其痰自下矣。

。煖痰法

凡小兒胸有寒痰。不時昏絕。醒則吐出如菉荳粉。濃厚而帶青色。此寒極之痰。前法皆不能化。惟以生附子一枚。生薑一兩。同搗爛炒熱。布包熨背心及胸前。熨完將薑附捻成一餅。貼於胃口。良久其痰自開矣。

。拭口穢法全嬰心法初生部

小兒初生。用綃軟包指拭盡口中血。穢日後痘稀無病。

○去上腭白泡法

兒生次日，即看兒口上腭，如有白泡，即用銀空耳輕輕刮破，將泡內白尖取出，勿令落入喉中，仍以好金墨搽之。如次日不取，則泡老難刮，且兒不能乳，最悞大事。又有馬牙在牙根處，亦取挑破取出，以後將墨搽之。

●治無聲法

凡小兒生下或有不發音者，名曰夢生，此必因難產或寒冷所致。時人不識，多棄而不救，豈不可惜。急須用綿絮包裹，抱兒懷中，切不可斷臍帶，須將胞衣連帶，急燃火紙浸油，點火於臍帶

上往來遍熏炙。待煖氣由臍內入腹。須臾氣回。兒身煖自啼哭
如常矣。

○治生下不動法

凡小兒生下不動者。急看口內腭上有泡。名曰懸癰。急以手指
摘破。以帛裹指揑乾拭血令淨。拭淨即生。若血入腹。則不治矣。

○治大小便不通

小兒始生大小便不通。腹脹欲絶者。急令婦人以温水先漱口。
吸咂兒之前後心。并臍下手足心。共七處。每一處。凡三五次。以
紅赤為度。須臾自通。

·治馬牙

初生小兒口屋并牙根生白點名曰馬牙不能食乳少緩即不能救急用熟鍼薄筋上挑去白點有血出為妙用白綿拭去血以薄荷煎湯磨金墨塗之勿即與乳食待一時方可與乳再塗之即愈矣

·治重舌

初生小兒開口後看舌下重舌有膜如石榴子者若啼不出速以指爪或鍼微刺舌線有血出即活取桑汁調蒲黄塗之若血出多者燒髮灰用猪脂塗之

○治肚臍突出

小兒肚臍突出。用原斷臍帶。并艾葉。同焼灰。以油胭脂。將調搽臍上。即愈矣。

○治臍風

用銀簪脚。曲灣從兒心下至臍。輕則刮數次。看胸中有青筋。如一線直下分。又線下分叉處。似菉豆大。艾火灸三遍立愈

○治月内驚似中風

用硃砂為末。水調塗心口。兩手心。兩足心。五處即愈。

○臍診簡便方

小兒初生。犯撮口臍風。荷包風。鵞口風。等項。并齒根边生白點。名馬牙。啼哭不吮乳。即看口內堅硬之處。或牙根边白點。將鍼挑破出血。濃煎薄荷湯。磨京墨。調勻。以指攪過。再以產母乱髮燒灰。滿口搽之。仍用青布蘸温水。展日即愈。

小兒臍風撮口。用生葱二根。打爛取汁。殭蚕三个。炒去絲研末。葱汁和勻。塗母乳頭上。令兒吮之。或灌兒口內亦可。

小兒臍風撮口。以艾葉燒灰。填臍上。以帛縛之。若臍帶已落。用蒜切薄片。貼臍上。以艾火灸之。候口中艾氣。立愈。

○龍胆湯治身熱臍風撮口

龍胆草、純鉤藤、北柴胡、片黄芩、京赤芍、炙甘草、芽桔梗、白茯苓、川大黄（紙包煨熟七分），以上八味各五分，加大紅棗一枚，煎服。

治撮口，用牛黄一分，研末，竹瀝調滴入口中。又方，取蝎虎一勺（即壁虎，取活是），装瓶内，用硃砂細末，亦入瓶内，封其口，月餘令食砂，取出其身赤色，陰乾為末，每吃一二分，酒調送下。

又方，用穿山甲（用尾上甲三片，羊油炙極黄色）、蝎稍七個，共為細末，入乳汁，調塗乳上，令兒吮之，用厚裹包，須臾汗出即愈。

小兒十日内，口噤不乳，取大蜘蛛一枚，去足，炙焦，研細末，入猪乳一小杯，和匀，分作三次，徐徐灌之，神效無比。

小兒撮口、但看舌上有瘡如粟米者是也、以蜈蚣炙焦研極細末、敷在瘡上、

小兒臍瘡出血及膿、用海螵蛸、胭脂、共為末、以油潤瘡、乃敷於臍上、將藥搽之、如或膿血不乾、龍骨一錢、輕粉五分、黃連一錢、枯凡五分、元寸五厘、共為末、乾摻臍中、又方枯凡、水龍骨（即舊船底油灰）為末、敷於甚效、又方車前子炒焦、為末、敷之即愈

○辰砂殭蚕散　治臍風撮口鎖肚

鏡辰砂水飛五錢、炒殭蚕一錢、天竺黃五分、蚌珍珠三分、元寸一分、共為末、每用少許、蜜調抹兒口內、

◎三豆湯治臍腫突出

紅飯豆淡豆豉天南星鮮白蘞各一錢共為末用芭蕉汁少加麻油調藥敷臍四傍淂小便日子即愈

◎龍骨散治臍瘡

石龍骨煨一錢輕粉五分川黃連一錢枯凡一錢共為末乾摻

又方用大紅羊絨一塊燒灰為末敷之即愈

◎治痞症

此乃痞症腹大面黃肌膚瘦弱危困幾死者藥用木鱉子使君子共為細末水為丸如龍眼大每丸將雞子一个拃破頂入丸

藥調勻，將飯上蒸熟，空心服之

○治鵞口

此小兒鵞口滿口白爛者，枯凡一錢，飛硃砂二分，共為細末，日敷三次即愈。薄荷末 黄柏末 青黛末 硼砂三分 硃砂五分 冰片一分 枯凡末

○治雀舌

此小兒重舌，即雀舌，藥用走馬硝研細末，日敷患處三次神效

○治牙疳

此乃小兒生在牙疳，若不早治，即牙落，口牙齦爛難保，用此神效，藥用靛花、銅綠、真元寸，以上三味，用三分、二分、一分，泵靦末

二錢人中白即尿靦在尿壺馬桶多年者取打下將火燒紅放淨地上磁碗覆出火毒共為細末敷之即妙

○治腹凸

此係小兒腹凸者不能言取久年桃仁用新瓦上搗末早晨泡飯湯灌水放尿即消退矣

○治臍濕

此乃小兒肚臍不乾燥取亂頭髮燒灰敷之即愈

○治鼻出血

此小兒肺傷鼻血急用百花石榴花共研末吹入鼻內即愈

◎治急慢驚風丸 如丸為緑豆大将香研細末冲服

大蝦蟆胆五個飛砵砂一錢真犀黄一分元寸香五厘共為研細末将丸真金箔為衣每服二分人乳冲服是驗

◎治急驚神方

陳胆星四錢五分全蝎二錢荊芥穗三錢青防風三錢炒殭蚕三錢天竺黄三錢琥珀戋犀黄另研戋蟬退戋廣木香戋飛辰砂天葵草伏過錢六分另外研共研極細末用山藥粉打糊為丸如龍眼大辰砂為衣每服一丸煎薑湯化服極妙奇方也慢驚亦可飲也

○治疳方

人中白錢、川黄柏分、漂青黛分、兒茶錢、炒焦蒲黄錢、真川連一分、硼砂粉分、珍珠子[illegible]、元寸五分、冰片分、共研細末、搽内生此一二次為妙、人中白溺器最佳煅紅地上存性此方之效

○治小兒走馬牙疳

陳年糟錢、茄皮一二個燒灰存性共研末敷上一二次即愈、

○治小兒牙疳丹方

莧菜梗一握取新瓦一章將莧菜放在瓦上燒乾存性加冰片少許研細末搽患處即愈、

◎又痱方

兒茶五分　青黛五分　硼砂五分　蒲黃六分　人中白五分　元寸[illegible]五厘　真硃砂一錢　黃柏三分　川連二分　共研細末，搽在患處即效

◎遺尿丹方

此治小兒遺尿法，只取龜尿，滴入臍中即愈。

◎諸虫入耳秘方

此治諸虫入耳，取貓尿滴入耳中，虫即出。將用生薑擦貓鼻，即有貓尿放出，取荷葉候之。

◎牛皮癬方

雄黄輕粉猪油揸之又土槿皮晒燥研末燒酒浸七日加榆麵不時搽之即愈、

○治荷葉癬

五倍子平、瓦上炙乾、陳米醋生薑共調和燉煖擦之即愈、

○治黃病方

大麦粉白胡椒研末作餅貼臍眼頻頻小便、日夜即愈、

○治黃胆病单方

雪裡青草打汁、和大麦粉作餅、熯熱、貼臍上、綑束一晝夜、再換如此三個餅、撤黃尿極多、無有不愈、

○痞積丸

京三稜（醋）一兩 蓬莪朮（醋）一兩 雷丸一兩（醋蒸甘草水浸一宿）炒香附一兩 花檳榔一兩 錫灰一兩 水仙子一兩 炒牛膝五錢 ○有癖塊者加阿魏，有潮熱者加胡連、蘆薈之類。○共研細末，米糊為丸，如綠豆大，米皮湯送下，或一分，或三分，量兒大小，量病淺深，加減投服可也。○此丸治小兒肚大青筋，腹脹，腹痛，腹中有塊，或瀉，或潮熱，有虫退虫，有積退積，真濟世之良方也。

○虫痛丸

炒楝樹根半兩 炒烏梅肉半兩 花檳榔半兩 白凡一兩 枯凡一兩 炒鶴虱半

炒君子肉半川楝肉半雄黃一錢七分為衣共研細末使君子殼炳水黃米糊為丸雄黃為衣臨服加薑汁吃或米湯送下亦可此治面白唇紅乍痛乍止兼以近寔者服之

○凉驚丸

川連一錢北紫一錢連翹一錢花粉錢杏仁八錢生芍藥一錢龍胆草一錢炒枳殼一錢生地錢川軍一錢支梔仁一錢三分甘草六分青黛一錢為衣共研細末大黃糊為丸青黛為衣此丸治小兒肝經有鬱熱但目赤腫痛者熱在陽分經絡之處

○肝積丸

酒洗蒸歸身各酒拌蒸白菊花各青防風各○有翳膜者加蟬退気翅足腹中有硬者加夜明気淘淨微炒共研極細末米糊為丸如緑豆大每次服之五六分○此丸專治小兒鷄昏夫鷄昏者乃肝虛也甚至眼閉不開睛生翳膜者將此丸每日飲后用猪羊肝莫放塩每日三次服之連服二三日其閉必開翳膜盡退○為因小兒斷乳之后多有此症嘗用此藥無不應效驗真傳世之寶

○肥兒丸○

三稜一兩、莪述一兩、青皮一兩、神曲一兩、川連一兩、使君子肉一兩、赤茯苓一兩、梹榔一兩、炮附一兩、陳皮一兩、麥芽五錢、蕪荑一兩、木香一兩、有塊者加阿魏乾漆。○共研極細末，糊爲丸。

○椒梅丸

川椒一錢、烏梅肉一錢、厚樸一錢、炮附一錢、砂仁一錢、肉桂一錢、乾薑五錢、炒冬朮一錢、川楝肉一錢、梹榔一錢、木香一錢、共研極細末，米糊爲丸，滚湯水送下五分，或七八分，量兒施服。○此丸治虫痛、胃寒冷，或肚大、虫多不敢盡追，唯温定安之可也。

○古方三癎丸 治小兒百念日種癎

荊芥穗二兩 白礬一兩半生枯 共為細末，麵糊為丸，黍米大，硃砂粉為衣，薑湯水沖服送下。

○胎毒方宣風散

治小兒初生臍風噤口，多啼不乳，口出白沫。全蝎念個去頭尾，卜荷煎水洗去毒，用好陳酒塗炙為末 元寸分一字 右為末，用半字金銀煎湯化下。

○辰砂蚕蝎散

辰砂三錢 炒殭蚕[illegible] 炒蟬退三錢 元寸分少許 右為末，用白蜜調敷唇上而漸愈。○此方治小兒臍風噤口。

◎噦口方

赤足蜈蚣一條(炙焦) 全蝎(四个卜荷水生薑一塊全蝎稍五個) 真殭蚕(七介去觜 一方五介) 瞿麦(炒 一方无巨麦) 真元寸香少許右為研細末先用鵞毛管吹藥入鼻内噎嚏涕出啼哭為可醫後用薄荷湯化下◎為因小兒断臍時為風湿所傷乘集或及在抱裙之内遂成臍風面赤喘急啼聲不出名曰噦口並治之可而已矣

◎定命丹

赤足蜈蚣(半条酒炙) 川烏頭(三个生用) 元寸魚(少許)右為末和匀每服半字将金銀薄荷煎湯送下◎為因剪臍帶風湿受傷致令唇青噦口

○華佗危病方

吳茱萸乇宣木瓜乇食塩禾○夏月適用水藁填塞至陰抑過肝氣霍乱轉筋者此方主之○水藁得食塩則收斂而不為患肝部得茱萸則疏利而不為抑轉筋得木瓜則筋舒而不復痛

○治喉痺方

鷄肫皮剥下勿見水陰乾以枯白礬各戥分並為細末如有疾先将病人男左女右竹筒冲鼻出血雙喉閉两孔俱冲出血竹筒盛藥吹入患處即見效

〇治喉閉奇方

新鮮土牛膝一握、鮮艾七片、和人乳杵取汁、灌鼻孔內、左灌左、右灌右、兩患兩灌下、咽喉立愈

〇生地黃散

生地黃錢當歸錢赤芍錢川芎錢天花粉錢水煎服〇此治小兒生下遍體皆黃如金色、身上壯熱、大小便不通乳食不進、啼哭不止、此胎成之候、為因母受熱而傳于胎也、凡有此症、乳母宜服此藥并畧與兒服、

○九龍控涎散

天竺黄一錢雄黄一錢乳香一字臘茶一錢枯礬一錢炙甘草一錢荊芥穗一錢綠豆一百粒半生半炒熟赤足蜈蚣一條酒浸炙焦過右為研細末每服五分至一錢人參薄荷煎湯送下○此治小兒蘊熱痰塞經絡頭目仰視口噤不開此名為天吊驚

○鈎藤散

鈎藤一錢人參一錢犀屑角一錢全蝎去毒每用一半五分炙甘草半錢明天麻一錢半右為研細末每服一錢水一盞煎○此治小兒天吊潮熱

○款花膏

款冬花錢白茯苓錢、白杏仁錢桑白皮錢五味子分、川貝母錢
紫菀茸錢、烏梅肉分、各味蒸過擣爛晒乾為研細末白蜜為丸
如芡蓮米大、煎薑湯冲服

◎治肚腹泄瀉方

查肉炭錢炒麦芽錢紅糖錢連皮淡薑煎湯服之

◎治小兒肚痛丹方

明礬少許、為研細末、輕輕點左眼角立止、出海上仙方

◎治久痢不止丹方

狗獼瓜二個、擊碎晒乾、瓦上炙燥研細末、紅糖拌服、吞即愈

○五香麻黄湯

元寸香、升薰陸香、錢即乳香鷄舌香、錢即丁香青木香、一錢上盞沉香、另研調服一錢青防風一錢去節麻黄錢麸皮炒枳殼一錢獨活一錢白薇草一錢萎蕤一錢秦艽一錢甘草一錢○凡傷寒熱病後忽發浮腫、或着頭面、或着唇口頸項、或着胸背、或偏着兩足、不痛不赤者、此方主之、腫而痛者為寔邪、不痛者為虛邪、腫而赤者為結熱、不赤者為留氣、故知上件諸腫、乃是知餘氣、邪未去、營衛之行不相順接、逆於內裡而為腫、爾是方也、用五香以開氣竅、而用麻黄防風獨活秦艽萎蕤白薇、皆辛散也、一以解其餘邪、一以流其着氣、乃甘草之補所

以致新枳实之悍所以推陳之化也

○治尿血及疼痛方

琥珀明紅為上，研極細末二三錢，用燈心煎代湯呑服，睡省後即止，然後醫治，無不立效。

○治閉口痢疾方

鹿角煅灰為末，調粥食之，大人二三錢，小兒吃一錢。又噤口痢疾丸，雄黄、巴豆、硃砂、華蘇子、麝香各等分，為細末，煉蜜為丸，如芡实大，貯瓶不可泄氣，放眉心上，以芝膏蓋之，一炷香時，腹内自响，即思飲食，去藥而愈，百發百中，救人無數矣。

○治噤口神方

炒神曲錢焦山查錢砂糖錢川黄連另煎冲鳥梅三枚甘草外荔子肉七枚用水三碗煎服且吐且飲自然開竅活人無數矣

又丹方用鉄錘燒紅米醋澆之令病人吸入鼻中咽喉處即開

○治癥脹方

蘿蔔梗葉念斤正去黄卜楊樹菌淨半斤雪裡青草三斤陳葫蘆半個先將蘿蔔葉晒乾炒燥雪裡青楊樹菌陳葫蘆共炒燥為研細末每早空心用白滚湯冲服藥一酒鍾而吞之漸愈極效即其有復症加倍用藥亦能全愈

○治吼醎吼病方

天青地白洗淨去白毛加碼碯粉錢然炒燥研細末將吞用白糖拌服而漸愈

○治虫痛方

製半夏錢炒枳殼錢雷丸錢蕪荑錢澤瀉錢冬术炭錢檳榔錢使君子肉錢鉤鉤藤錢加楝樹皮一塊共煎而服即愈

○治風病方

紫背浮萍草洗十三種風病無論脚腫及癱疹發不出透面如遇此症方中加浮萍草同煎服之而明清疹矣

光緒捌年歲次壬午春三月中立文鹽雲舟魯其智抄集訂

七、臨證各科

（五）眼科

玉峰指南世醫眼科三卷

〔清〕張濟明等抄録

清抄本

玉峰指南世醫眼科三卷

本書爲中醫眼科專著。全書共分三個部分：首爲抄録自《辨證録》之目病門、頭痛門，次爲《籜山何醫藥性賦》，最後爲張濟明和其弟張鑒明抄録的眼科書。其中，眼科書内含五輪八廓圖并説，根據臨床眼科常見證候逐一分門論述病因、病機、治療方藥，共録眼科用方一百六十餘首、眼科常用藥物七十五種。方藥種類較多，有洗眼方、點眼藥等外用方藥。作爲眼科世醫輯録的眼科專著，本書雖參考了《銀海精微》《審視瑶函》《目經大成》等醫學名著，但就其選材而言，是經過作者試驗取效且融入了自家經驗的，因此標明『玉峰世醫眼科張濟明、弟鑒明抄診』，我們應當予以重視。

玉峰指南世醫眼科

玉峰指南世醫眼科

目病門一則

人有兩目痛如刺，兩角多眵，羞明畏燈，見日則澁，兩胞浮腫，淚湿不已。此肝木風火作祟，而脾胃之氣不能升騰故耳。人生後天以脾胃為主，脾胃一受肝木之制，則土氣過抑，土氣不伸，則津液乾涸，水無所養，而森氣亦乾枯。於是風來襲之，則木更加燥。眼目，肝之竅也。肝中無非風火之氣，而目中欲其清涼，無故也，豈可得乎？惟是肝經既燥，則目痛偏生淚也。何哉？蓋腎氣救來耳。肝為腎之子，腎子為風火之邪所困，燃眉之禍，必求救於腎母，而腎痛其子，必以水濟之。然而風火未除，所濟之

息氣湯
柴胡
當歸
白芍
花粉
蒺藜
蔓荆
草決
山梔
茯苓

水與風火相戰，腎欲養木而不能，肝欲得水而不敢，於是目不得水之益而反得水之損矣。而水終為木之所喜，而火終為木之所畏，日為陽火，而燈為陰，故兩忌之耳。治之法自當以祛風滅火為先，然而徒治風火，不用和解之法，則風不易散，而火不易息也。方用息氣湯：柴胡二錢，當歸一錢，炒白芍三錢，知花粉一錢，白蒺藜三錢，蔓荆子二錢，甘菊花三錢，草決明二錢，黑山梔三錢，白茯苓三錢，水煎服。二劑而火退，再服二劑而羞明畏日之症除，再服二劑諸症盡愈也。此方瀉肝木之風火，而又善調脾胃之氣，更佐之治目中退翳之品，真和解之得宜也。

人有目痛既久，終年累歲，而紅赤不除，致生努肉扳睛

磨翳丹

玉竹 甘菊 當歸 白芍 柴胡
陳皮 蒺藜 芥子 茯神

拳毛倒睫者乃悞治而成者也大凡目病初痛則為邪盛目疾久痛則為正虛正虛之病而悞以邪盛之法治之則變為此矣世人不悞動以外治不知內病不全而用外治之掀藥鮮下受其害者我今持傳一方凡有努肉板睛拳毛倒睫者服之無不漸愈但不能取效之速也益眼病既經悞治而成此病其由來非一日也然則藥又何可責其近功乎方名磨翳丹玉竹一斤甘菊枸一斤全當歸一斤炒白芍一斤陳皮五兩柴胡三兩同炒蒺藜一斤白芥子四兩雲茯神半斤各為細末蜜為丸每日早晚白滾水送下五錢服一料全愈此方用攻於補之中不治風而風息不治火而火亡不治努肉而努肉自消不去拳毛而拳毛自去萬物視為平平不奇而

固根湯

玉竹
當歸
白芍
熟地
麦冬
甘菊
菖蒲
柴胡

不知奇寓於平之中也

人有目痛之後迎風淚流而不已者至夜則目暗不明一見燈光兩目乾濇此乃少年時斵喪元氣又加時眼不守色戒以致傷損大腎故腎内之孔不閉一見風寒即透入其孔内氣既虛外邪難杜故爾淚出也夫淚生於心大腎正心之藏也傷心則淚出傷大腎而亦淚出者正見内外之關切也傷大腎即傷心然則欲止大腎之不出淚安可不急補其心乎然而徒補心亦正無益必須兼腎與肝而之治使腎水以生肝木而肝木更能補心也方用固根湯葳蕤一兩當歸五錢炒白芍五錢大熟地一兩麦冬五錢甘菊三錢石菖蒲三分柴胡五分水煎服連服四劑即不畏風再服四劑見風不淚

養目湯

熟地 茱萸
白芍 五味
麥冬 甘草
當歸
甘菊
柴胡

矣。再服十劑全愈。蓋茱萸最善止淚，加當歸白芍以補肝，熟地以滋腎，暨之麥冬以補心，佐之甘菊薄荷柴胡以舒其風火，而引諸經之藥以塞其淚竅，此固其根本而末症自愈也。

人有患時眼之後，其目不痛，而淚紅色，然羞明惡目痛，無異此乃內傷之目，人慣作實大治之，又加不慎色慾，故爾如此。若再若風火治之，必有失明之悲，必非大補其肝腎，使水旺以生肝，木旺以祛風，明目得液以相養，而虛火盡散也。方用養目湯：熟地一兩，白芍五錢，麥冬五錢，當歸一兩，薄荷三錢，茱萸四錢，五味一錢，甘草一錢，甘菊花二錢，柴胡五分，水煎服。二劑而目明，又二劑而羞明之症痊，更四劑而紅色盡除而愈矣。此方妙在大補腎肝全不去治目症所以治目也世醫之患每在執拘成方不顧目之虛實一味以治火為主為古人之所遇也吾深為之嘆息云古今來執火之一字以治目不知壞天下之眼幾百萬矣予所以特傳此方以云救也幸治目者察其虛實如知其虛即以此方投之效應如嚮正不必分前後也然初起即是內傷之目痛又從何處辨之我有辨症之妙法日間痛重者陽火也此乃是實症夜間痛重者陰火也乃是虛症虛症即用此方急治之隨手建功何至變生不測哉

人有陰火上沖兩目紅腫淚出而不熱羞明而不甚日出而痛輕日入而痛重此非虛症之痛乎然而此症不在肝而在腎也腎中無火下直寒甚乃逼其火而上行

地黄湯加減

熟地　茱萸　甘菊　肉桂　山藥　茯苓　澤瀉　丹皮　柴胡　白芍

浮遊於目而目痛也治之法不可瀉而宜補火并不可僅補火而兼宜補水腎中之寒而火不存實腎中少水而火無養也水火厚不可兩離補水即以補火則水不寒補火即宜補水則火不燥治陰虛火動之症者無不當兼治何獨於治目者殊之此補火之宜必補水也方用八味地黃湯加減大熟地一兩山茱萸三錢甘菊花三錢肉桂一錢山藥五錢雲茯苓三錢澤瀉三錢丹皮三錢柴胡三分炒白芍五錢水煎服一劑而除火歸源目疾頓愈柳何其治法之神乎蓋陰陽之道歸根散速吾用六味大滋其腎中之水加肉桂以溫其命門之火火喜水養即隨水而同歸於本宮龍雷亦靜而雲漢之間火光自散有不成青天白日之世界乎況又佐之柴

胡。甘。菊以吹之。通大澤之氣。而雷火更且安然也。
人有能近。而不能達視。則蠅脚細字辨晰秋毫遠視則
咫尺之外不辨真假人以為肝血之不足誰知是腎火
之本微乎腎水火者先天之火也。是火存於腎水之中近
視之人既非之不足何致火之無餘不知先天之火天
與之也生來火微火者光焰自短益眼目之中不恃神
水涵之抑亦神火藏之也。天下光能照遠火者試看江
上煙波之中漁火明透於數十里之外水氣嵐煙不得
而掩之也。如漁火細小則光亦不大而若陰若現之象
矣可見火盛者光照遠火衰者光照近也。近視之人正
神火之微耳神火者藏於目中而發於腎內治近視之
病必補腎火為主然而火非水不養雖近視之人原有

養火助明湯

熟地 茱萸 蕤仁 巴戟 肉桂 麥冬 五味 枸杞

○

腎水能保其後天之不斷削乎水中補火不易之道也○方用養火助明湯熟地五錢山茱萸三錢蕤仁五錢巴戟天一兩肉桂一錢麥冬三錢北五味子三分枸杞三錢水煎服一月之後自然漸能遠視也○但服藥之時必須堅忍色慾為妙否則亦得半之道倘服之興陽恃之為腎戰之資多至泄精不特目難遠視且有別病之生此方補命門之火所以助其陽也○雖助陽無非益陰本無他害仍恐不善受益者借陽以作藥故戒之如此非方之不善也○

一人有目痛二瞳子大於黃精視物準以小為大人以為內熱多之故也○誰知是氣血之虛而驟用熱物火酒以成之者乎夫五臟六腑之精皆上注於目○而瞳子尤

歛瞳丹

熟地　茱萸　白芍　當歸　黃連　五味　人參　地骨　甘草　柴胡　柞木枝　陳皮

精之所住也故精足者則瞳子明精虧者則瞳子暗是人之視物全責之瞳子之精矣然而視物而知有無責於瞳子之虛實視物而昧大小何也蓋筋骨氣血之精而脉(為)并為系上屬於腦、熱則瞳子散大矣而腦之所以熱者由於多食乎熱之物也火酒則酒中至熱之棄也且其氣又主散腦中之精最惡散而最易散也熱而加散腦氣又烏能安然無恙乎自必隨熱隨散矣腦氣既熱則難於清凉腦氣既散則難於靜固欲瞳子不散大得乎瞳子既然散大又烏能視物有準大小無殊哉治之洽(役)以解熱益氣為主而解熱必滋陰滋陰自易降火然能於滋陰之中佐之酸收之味始先歛瞳神之散大方用歛瞳丹大熟地一兩山茱萸五錢白芍一兩當

黃柏

歸五錢黃連三錢石決明三錢人參三錢地骨皮三錢
甘草三錢柴胡五分柏木杞三錢陳皮五分黃柏五分
水煎服連服四劑瞳子漸小再服四劑所視物有準矣
服一月全愈此方涼血於補血三中瀉邪於助正之內
祛酒效於物無形收散精於不覺實有不知其然而然
之妙較東垣李子治為更神也
人有目病數日中生翳由下而上其所生翳色作澹綠
狀瞳子痛不可當人以為肝木之風也誰知是腎火乘
肺々火與腎大相合而不解乎夫腎主黑色肺主白色
白與黑相合必變綠色也目翳現綠非腎肺之為病乎
惟是腎為肺之子肺為腎之母也二火何以相犯二火
之相犯者乃子母之變耳母剋子則子宜順受也子刑

健母丹

麥冬 天冬 茯苓 青蒿 白芍 丹參 陳皮 花粉

加 甘草 桔梗 黃芩

母則母宜姑息也似乎相犯者無關輕重而何以目翳盡變綠色且目中之翳由下而上是子犯母明矣母滋者易犯亦綠母之過柔也母柔即弱之謂也天下安有母旺而子敢犯者乎治之祛補母而子之逆亦從勞之人必有以導之始敢安於安逆而不顧腎火之犯肺者亦經絡之子多不調也補肺金以安腎又烏可不調其經駱以孤腎火之党乎方用健母丹麥冬二錢天門冬一兩茯苓三錢青蒿三錢白芍丹參三錢陳皮三分天花粉水煎服一劑而綠色退四劑而目翳散十劑而全愈此方用二冬以補肺用甘草桔梗以散肺之邪用黃芩以退肺之火則青蒿以瀉脾胃之丑白芍以平肝胆之氣丹參以清心內之火是臟腑無非清涼而腎臟邪火安

能作崇釁如一家叔伯兄弟之中盡是正人君子摩來解勸而忤逆之兒即不愧悔自艾斷不能增添其橫而為犯上之乱矣此方之所以妙也

人有兩目無差而視物皆倒植人以為肝氣之逆也誰知是肝葉之倒置乎夫目之系通於肝而肝之神治於目肝叙則視邪肝正則視正肝直則視直肝曲則視曲肝岐則視岐此理亦道之常也今視物倒植者乃肝叶掛而不順耳此必因吐而得者益吐則五臟及覆而肝叶開張壅塞於上焦不能一時迅轉故肝叶倒而視物亦倒也治法宜再使之吐然而一吐而傷五藏再吐不傷盘臟之血氣乎但不吐而肝叶不易還轉吾於吐之中而仍用其和之法使得吐之益而不致有吐之傷方

[illegible]臟湯

用安臟湯參蘆鞭一兩瓜蒂七箇甘草一兩荊芥三錢水煎三大碗頓服之即用鵝翎掃喉中必大吐々後而肝叶必順矣瓜蒂散原是吐藥子加參蘆鞭甘草荊芥者於補中以行其吐即於吐中以安其經絡又何至五臟之反覆其氣血哉此乃吐之變法也凡虛人而宜用法者皆可照此法治之人有驚氣之后目張不能瞑百計便之合眼不可得人以為心悸之弱也誰知是肝胆之氣結乎雖五臟六臟皆稟受脾土上貫於目而目之糸賓內連肝胆也肝胆血足而氣舒肝胆血虧而氣結然此猶平居無事之謂也肝胆逢驚則血縮肝胆逢悸則血土血止血縮而氣乃因之而結矣氣結則肝胆之糸不能疏通於目而目之聽不能下矣治之法必須解

解結舒氣湯
白芍
當歸
棗仁
郁李

其氣之結不易解也仍當補其肝胆之血〻旺而氣伸氣伸而結乃解也方用解結舒氣湯白芍一兩當歸一兩炒棗仁一兩郁李仁二錢水煎服一劑而目乃瞑矣白芍平肝胆之旺於遏中能補當歸滋肝胆之枯於補中能散炒棗仁安心之藥也安心則心不取資於肝胆子安而母更安也郁李仁善能去肝胆之結入之於三眛之中尤易入肝而舒滯走肝而去鬱也所以一劑奏功耳

人有無故忽視物為兩人以為肝氣之有餘也誰知是膽氣之不足乎蓋目之系下通於脾而寔屬於膽〻氣不足則肝之氣應之肝氣大虛不能應之肝氣大虛不能應膽於是各分其氣以應物因之見一為兩矣孫真

正 [illegible]荷 川芎 甘菊 花粉 白芍藥 當歸 人參 郁李仁 柴胡 細辛 天冬 生地

入目邪中於頭因逢身之虛其入深則隨目系於腦入
於腦則轉ゝ則目系急ゝ則目眩以轉邪中之睛所中
者不相比則睛散睛散則岐故見為兩物此言尚非定
論治之法必須大補其肝氣使肝足以應腦則肝氣足
而腦氣亦足也方用助肝益腦湯白芍藥二兩當歸一
兩人參三錢郁李仁二錢柴胡五分天花粉二錢細辛
五分甘菊花五錢川芎三錢天冬三錢薄荷八分凰母
澀三分生地五錢知甘草一錢水煎服一劑而視物為
矣二劑而愈此方全是益肝之藥非益腦之品也不知
補腦必須添精而添精必須滋腎然而滋腎以補腦而
肝之氣不能還補也不若直補其肝而佐之祛邪之藥
為尚蓋腦氣不足而邪得以居之矣不祛邪而單補其

癸廿作

精於膽腑正無益也治肝正所以益膽實法治之巧者

熟地 白芍 當歸 川芎 [illegible] [illegible] 茯苓 陳皮 [illegible] 甘草 白朮 半夏

人有病目之後眼前常見禽鳥昆虫之飛走捉之則無人以為怪而不知非怪也乃肝胆血虛有痰而閉結之也夫肝胆屬木木中無血以潤之則木氣過燥矣內燥必取給於外水然而肝胆喜內水之資而不善外水之養也於是外水不變血而變痰血資肝胆則有益痰侵肝胆有損且血能入肝胆之中痰難入肝胆之內痰既在外反擁塞肝胆之戕而氣不能展矣見禽鳥昆虫之飛走者皆痰之作崇也怪病皆起於痰又何疑焉治之法益肝胆之血而兼消其外壅之痰自易奏功也方用四物湯加味治之用熟地三錢白芍五錢當歸一兩川

芍一錢酸棗仁五錢當歸三錢茯苓三錢陳皮一錢甘草一錢半夏三錢白芍三錢朮煎服四劑目無所見矣

此方用四物湯以滋肝胆用茯苓半夏白朮以分消其濕痰人盡之知也惟加入棗仁當歸別有妙理蓋當歸走目中之系棗仁去心肉之迷心氣清而痰易出目系明而邪自散也然但用朮而不合前藥同用正未能出奇制勝耳

人有目痛之餘兩目白皆盡變為黑目亦不疼不痛仍能視無恙毛髮直如條鐵人有痴痴如醉不言不語人以為血憤之症也誰知是腎邪之乘心乎夫心屬大腎屬水二經似乎相剋然而心大非腎水不能養腎水不上文於心則心必有煩燥之憂但腎水僅可相資於心

茯苓　人參　附子　五（原靈脂，新味）　菖蒲　芥子　白朮　[illegible]星

而不可虛侮天心也歟心之不足而過將腎水以相資
則心自受益矣惟是腎氣乘心本欲救心之枯也而腎
中偏有邪水亦挾之以腎心則心不受傷乎心受腎邪
本自死症乃不死而但現黑色目於者以腎來救心而
非犯心也心畏腎邪而又不敢明彰腎之過白皆變黑
赤白難今毛髮直豎非怒極之驗乎痴之如醉不言不
語非挾制太甚無可如何之象乎治之宜斬關直入
急救君主垂危祛蕩腎邪撥乱反正之為得也方用轉
治湯茯苓五錢人參五錢附子二錢五靈脂末二錢菖
蒲二錢白芥子三錢白朮五錢良姜一錢水煎服一劑
而痴醉醒二劑而毛髮軟三劑而黑皆解四劑而全愈
夫腎中之邪不過寒溫之氣也用辛燥溫熱之劑自易

玄胡一錢　鬱金三錢　大黃一錢　牡丹二錢　桃仁二錢　紅花三錢　歸尾三錢　牛膝二錢　香附一錢　花粉三錢

去邪。況又佐之奪門之將，輔之引路之人，有不復國於須臾、定亂於頃刻哉。

人有月經不通三月，忽然眼目紅腫，疼痛如刺，人以為血虛而不能養目也，誰知是血壅而目痛乎。夫經水不通，似乎血枯之症，然而血過於盛，則肝氣反閉塞而不通。經既不通，則熱無可泄，不可行而轉壅於上，而肝之竅開於目，乃走肝而目痛矣。此等之痛，肝脉必大而有力，或弦而滑，必非細濇微緩無力之狀也。治之法不可補血以助熱，宜通經以瀉肝。方用開壅湯：紅花三錢，當歸尾三錢，牛膝二錢，桃仁二錢，柴胡一錢，大黃一錢，香附一錢，鬱金三錢，天花粉三錢，元胡索一錢。水煎服。一劑而通經。經泄而熱散，熱散而目安也。

助心丹

麦冬 遠志 茯神 熟地 萸肉 元参 丹参 芡實

蓮子 當歸 柴胡

人有雙目流血甚至直射而出婦人則經閉不行男子則口乾唇燥人以為肝血之妄行也誰知是腎中火動乎夫腎中之火相火也相火得君火寍靜則相火不敢上越於兩目之間惟君火既衰而後心中少動於啓則相火則挾君主之令以役使夫九竅而九竅之尊君之命不敢不從聽其所使矣心之系通於目肝之竅開於目肝中有火亦相火也與腎中命門之相火心包絡之相火正同類也同氣相投相助而沸騰不啻如小人結黨比附而不可解直走心肝之竅系血不下行而上行矣治之法似宜補心君之弱以制腎火之動也然而心火既虛補心而心不易旺必須補腎以生心則心火不動而腎火亦靜耳方用助心丹麦冬一兩遠志二錢白

茯神熟地一兩山茱萸五錢人參三錢丹參三錢芡實五錢蓮子心三錢當歸三錢柴胡三分水煎服一劑而血止二劑而不再發此方心肝腎三經同治之藥也補肝腎以生肝即補腎以生心耳或疑腎中火動不宜重補其腎不知腎火之動乃腎水之衰也水衰故火動水旺不火静乎況心火必得腎水之資而火乃旺也心火旺而腎火自平實有至理非漫然用之耳

頭痛門

人有頭痛連腦雙目赤紅如破裂者所謂真正頭痛也此病一時暴發法在不救盖邪入腦髓而不得出也雖然邪在腦不比邪犯心犯與五藏也苟治之得法亦有

辛夷 川芎 細辛

當歸 蔓荊

生者恭惧頭痛雖必死之症非即死之症也予今傳一奇方以救世〻可無頭之患豈特救一人已哉方用救腦湯辛夷三錢川芎一兩細辛一錢當歸一兩蔓荊子二錢水煎服一劑而痛止細辛蔓荊治頭痛之藥也然不能直入於腦內得辛夷之藥引則入之矣但三味皆耗氣之味同川芎用之雖亦得愈頭痛然而過於辛散邪氣散而辛氣亦散矣加當歸之補氣補血周於一身邪自不能獨留於頭上矣邪既不能留而頭痛有不頓愈者乎予所以合而用之也

人有頭痛如破走來走去無一定之位者此飲酒之後當風而臥風邪乘酒氣之出入而中之也酒氣既散而風邪不隨酒而散遂留於太陽之經而太陽之經本上

救破湯
川芎
細辛
白芷

味地黃湯加減

於頭而頭為諸陽之首陽邪與陽氣相戰故來往於經絡之门而作痛也病既得之於酒治法似宜兼治酒矣不知用解酒之藥必致轉耗真氣而頭痛愈不能效也不若直致邪風轉能奏效之速方用救破湯川芎一兩細辛一錢白芷一錢水煎服一劑而痛止不再劑也盍川芎最止頭痛非用細辛則不能直上於巔頂非用白芷則不能盡解其邪氣而遍達於經絡也雖如藁本他藥未膏不可上痛然而大傷之氣終遜川芎散中有補之藥也

人有頭痛不十分重過勞而發遇寒而發遇熱而發倘加色欲則頭沉沉而欲臥矣此方乃少年之時不慎酒色又加瘋惱而得之者也人皆以頭疼之藥而愈者何

熟地
萸肉
牛膝
茯苓
丹皮
澤瀉
川芎
白芍
當歸
肉桂
加懷山藥
或牛膝

也蓋此陽衰之腎勞無腎水以潤肝則肝木之氣燥木
中龍雷之火時々冲擊一身而上升於巔頂故頭痛而
且暈也治之法宜大補其腎中之水而少益之補火之
品使水足以制火而火有歸源自然下引而入於腎宮
火有水養則龍雷之火居然而安然不再升於上為頭
痛也方用八味地黃湯加減用之熟地一兩山茱萸五
錢懷牛膝五錢茯苓三錢丹皮三錢泽瀉三錢川芎一
錢而肉桂一錢水煎服二劑而頭痛輕十劑而全愈然川
芎而加白芍五錢當歸五錢再劑二十劑亦不再發矣
蓋六味湯為補精之聖藥肉桂為引火之神品川芎治
頭痛之靈丹全而圖之所以奏功如响惟是頭疼在上
隹補腎中之水火在下隹也何以治下而上愈且川芎

乃陽藥也何以入至之陰之中偏能取效耶不知膽髓於腎水源自相通補腎而腎之氣由河車而直入於膽未嘗相格也川芎雖是陽藥然能補血而走於巔頂既可上於巔頂獨不可入於腦內乎況加肉桂以助命門之火〻亦陽也因氣相合故能同摩其濟入於腦之中文能出於腦之外使宿疾老邪盡行祛散邪既散矣而腎中水火又後既濟火且永藏於下集何至有再沖上直之患使頭之重疼而暈乎十劑之後不再用川芎者頭疼既痊何必再用以耗真氣所以改用白芍當歸腎肝同治使木氣無肝燥之憂而龍雷之火且永藏於腎宅尤善後之妙法偏人倦服湯改為丸未為不可也

人有患邊頭風者哉在右痛在大約痛於左者為多

百藥治之難效人不知其故此病得

折

簰山何醫藥性賦

人參益元氣以和中。肺寒可服。生津液而心渴止。收頃防。熟地黃滋腎水而真陰以補。利血血脈而骨髓骸償。白朮補氣和中。又健脾而燥濕。蒼朮强脾燥胃。更靜而升陽。仙茅填精髓。令人陽壯。黃精補氣血。使尔生長。何首烏益氣斂精。菟匕癃〃。蒼耳子散風發汗并醫瘡。種合香鮮諸物毒邪。驚癎可愈。蔓荊子治連目珍痛。風腫消亡。麥芽化食消膨。開胃而除痰飲。遠志行氣散鬱。益精而療善忘。祛風理血須荊芥。辟惡生肌用降乎。白扁豆補脾胃氣虛。消暑而和嘔吐。肓碎補趁。傷膝痿弱。活血而補折傷。木賊祛發汗解肌。目疼直服。難種克下氣理

血。肺痿應嘗。沉矣理諸氣而通天徹地。補相火以緩（煖）精
助陽。炎實去濕益精。洩瀉善常濁無不可。龍眼養心長
志。陽風下血有何妨。豨薟善理風濕。治中風何畏脚木
腸。痛牛膝能助元氣。瀉惡血。不愁足痿。筋攣。淫羊藿補
命门而益精氣。金狗脊養氣血而補腎肝。蛇床子強陽益
陰。除陰癢囊濕。覆盆子固精明目。愈陽痿虛寒。杜仲補
肝以挾腎。腰膝酸疼自已。薄荷搜肝以抑肺。利目風眩
脊安。海松子能開胃而潤肺。萊菔子善理而路疫氣矣
托瘡毒最易。花蕊消瘀血何難。散血定痛頂山漆。破血
消水用降蘭。五靈脂血瘀能瀉亦止。女子多經。元明粉
胃且能袪。茵滌大腸宿垢。皂角通關竅而入肝搜風。橄
欖溫肺胃而清咽醒酒。祛風濕合用海桐皮。茇疥疹當

尋赤聖柳。蕪荑燥湿化食。虫積都無。氷片通竅治疫。驚
痼何有。治疸而通經行血。茜草宜先。安胎而茂汗解肌。
紫菀莫收。當归頭則止血上行。身則養血中守。尾則破血中
血下流。全則活血不走。能令諸血各归其經。故為血中
氣藥之首。辛夷療鼻淵。升清陽而能助胃。紅花甦血暈。
驅惡露而善調經。鹿角止痛安胎。壷羸可補。麝香辟邪
通竅。鶯痼能平。海參壯陽而療痿。淡菜補臓而消癭。前
年深之積滯。破血須乾漆。袪日久之風痰。燥湿用南星。
煖胃府。溫腎經。丁香功足錄。図疫行水氣。半夏力可憑。
宿砂仁理脾胃而舒滯氣。陳神麯治疫逆而化食凝。香
薷却暑滅煩。能療轉筋霍乱。胡椒溫中下氣。荳醫疫冷
蠡疼。蒲黄生行血而熟止血。瘀無者勿服。蓯蓉補絕陽

而善與陽〻秘者宜吞胡蘆巴壯虛冷元陽并療脚氣
寒濕白頭翁治蟲毒血痢亦療爪禿癩癬艾叶逐風濕
而陽復理氣血而胎孕斂肺濇腸烏梅為最散風勝濕
羌活宜增鹿茸助陽添精血真珠安智定心神葱白
發汗解肌使上下之陽氣相浹靈仙祛風行氣治腰膝
之寒痛有靈秦艽祛風濕活血蒸筋僵蠶治風痰行經
散結巴戟天益精補髓而腰痛可治宣木瓜消腫强筋
而脚弱能立調中除脹滿厚朴為宜發汗散寒邪麻黄
頗合硼砂攻喉痺而去垢消痰菖蒲明目而除痰去濕
檳榔降至高之氣胷自可寬木香宣壅滯之氣上肺可泄
和中止嘔宜用藿香去濕搜風必須独活金銀花除熱
解毒療瘡瘍而補虛小大薊安孕葆精止吐衄而退熱

陰

搽從

丙丁心

石鍾乳強陰而益陽伏龍肝調中而止血杏仁解肌潤燥祛肺府之風寒牽牛逐水消痰通下焦之鬱遏川芎潤肝燥而補脾虛行血海而開血鬱白芷除濕香塗竅通陽明頭痛可愈皮膚燥癢宜攻生薑逐寒邪而發表炮薑除胃冷而理中皮則和脾行水煨則寬氣煖胸訶子澀氣濇腸兼斂肺而咽喉可利藁本宣風去濕并散寒而頭痛堪豁桔梗提氣血兮有如載諸藥兮上行踈肺氣而治喉痹咽痛利胸膈而療鼻塞肺癰大棗調營衛不和而踈脾生脈防風散經絡積濕而得肺祛風濕皮消痰導滯留白則快陽調中去白則除寒發表茯苓行水益心赤得而專可會白補而壬水於達續斷補腎肝理筋骨調血最利婦人鎖陽治痿弱益陰精與陽有

正

神男子。款冬花潤肺瀉熱而消痰。穀精草明目平肝而
治蟲。辟瘟截瘧。草果宜投。下氣消痰。紫菀堪使。石榴皮
澀腸考以痢。肛門脫下可收。荔子核散滯氣辟寒胃脘
痛能止。蒺藜有止遺補腎之功。山藥有清熱補脾之美。
白芥子利氣而豁痰。續隨子破血而行水。五加益精而
風濕可除。百部溫肺而寒嗽自已。海螵蛸袪風濕。治血
枯。紫河車補元陽。可拯虛死。蘓子能開聲而消痰。蘓梗
能安胎而理氣。使君子有殺蟲之力。豈治瘧而兜憂便
濁乎。桑寄生有益血之功。故下乳而婦善胎安矣。薑蒁
汗火解肌。補中而脾胃能壯。烏藥散風順氣。消食而藿
亂可痊。山茱萸補腎而溫肝。草助元陽光足。五味子斂肺
而潤腎。并除大熱煩燥。止心腹之痛。活血理氣。堪伏延

梢

胡索理上焦之氣，以暖健脾；必須佛手柑、細辛於脅燥風客，宜用荷叶則升陽散痰亦堪；白豆蔻散滯氣而消宿餐，主肺家之藥；赤石脂下脂衣而固腸胃，有收斂之權，傷户之勞，瀨肝可治大便而秘；蜂蜜休採；草豆蔻燥溫健脾，醫家客胃疼最妙；紫石養肝定智，治婦人不孕良然。是皆溫性之妙藥，惟摘其要者而編。

熱性

吳茱萸逐風痰，除踈肝以燥濕，開腠理，克下氣而溫中；硫黃補命門之真陽，大腸是利；蓽茇散陽明之浮熱胃冷堪融；蓖麻子起不遂之偏風，通諸竅而拔毒；白附子治面腔之百病，引藥勢以上攻，升肺氣，消痰，以泄推

此　欲補此　共異　此此

佛耳草為丑。補命門。益心氣。壖精以益智仁為崇。附子理六腑之沉寒。浮而不降。諂王陽之厥逆。走而無踪。川烏散寒邪。而消寒積。破冷氣而除冷風。醫四肢風寒。頭側升補督命陽虛賴天雄。漫云川椒有表。補火祛寒。甚消食而能除脹。莫道良姜太辛。散寒緩胃。并醒酒而可寬胸。此腎以下行。肉桂雖含。奴上升而茂表。桂枝可供。巴豆開孔竅。而水道悉利。除堅積而痼冷皆通。也乃熱性之藥也。取舍宜別哉毋因

平性

甘菊性平。和而四氣咸備。益金水而二臟有加。制火息風。散胸中煩熱。平肝明目。去淚下膜遮眸。党參和脾胃

癥塊體

而補氣虛除渴煩以生津液玉竹止嗽痰而潤心脈去濕熱而補脾家散腰膝瘀凝清咽喉兮頭大力治諸風肢掉疏痰氣兮宜天麻稜莪行氣下大腸之血積商陸通水消少腹之癥瘕疝補命門茴香是也治五淋通小便通草利耶豬泄沛而溫痰餘化利癥而水腫堪瘳滋肝益腎助元陽莫先枸杞行氣散痞消食積須用山查酸棗仁斂肝寧心既助安眠于靈猪堅筋強骨六補中氣於年高龜板益腎補心去骨蒸而疼血殺鱉甲滋陰退熱理溫瘧而療虛勞鎮心肝安魂魄治驚癇者金箔清肺火補腎肝痊血痢者阿膠菟絲子氣独稟乎純陽治五勞而得停食進邪不助乎相火補三陰而精固淋瀉茯神主益智開心安神独掌半夏療顛狂口噤解

菁證

熱雜拋心痛散瘀推沒藥溫肺補腎藉胡桃麻仁治風
秘而便難可潤郁李仁舒氣結而腸滯能調白芨可心
吐血補肺而令叶損重生扁蓄能愈熱淋殺蟲而治蛇
鼓雜忍如貞子補肝且降大火益腎有裨虛損枸杞子仁
氣失能透心脾性潤堪滋肝腎蔞蔞子瀉熱解毒利水
明目搜堪收赤小豆消腫排膿行血散瘀須急向解熱
消瘀心經稱藕節者乳證請心通腎固精煩蓮鬚者足
信化嗽痰心經血服冬蟲夏草而奚疑除胃熱消水脹
進大豆黃卷而莫棄石決明除風熱而平肝療胃遠青
障桑螵蛸益精氣而固腎治陰虛夢遺蛤粉走血分於
腎經略同牡蠣百合潤咳嗽于肺部餘心滌洗萆薢堅
筋祛風濕溫腎而下焦以固石葦益精利水道清肺而

盡

化源自淤秘氣固精不可無金櫻子下氣消痰嗽必秋
大眼及馬勃解熱而治喉痺咽痛瘀陷寅心而消瘀血
生肌全福花下氣消痰為要也枇杷叶和胃降氣可加
之破故紙補相火以通君火縮便濇精五勞七傷皆可
愈胡黃連退煩熱而董勞熱化痞消積三消五淋尽能
平川石斛清胃強腎療痿痺芳有名湘連子益腎補心
交水心于無形羌肯善制肝木之痛追風健而能逐熱
萬大養肺陰化痰止嗽補而能清阿魏殺細虫而消肉
積銀屑安五藏而鎮諸驚棕櫚灰去腸風而定崩止帶
血餘灰入血分而去瘀生新倒鱉痘瘡必須人齒侍戶
勞熱有藉天靈祇禍安陰陽之易乳汁開眼目之明青
礞石平肝下氣而條陲海浮石清肺化痰而体縮經以上

詳補

皆平性之妙品其餘觀本草諸經

寒性

柴胡主少陽胆病表裡遙半治傷寒瘧疾升散兩傷大黃其用走而難守其性沉而不浮奪土鬱而無壅瀉血熱以龐留黃柏補腎虛降龍雷之火除濕熱兇癰瘓之憂升麻手陽明風邪可散足陽明蕊痛堪瘳引參芪以上達升陽氣于下流黃連瀉心火血熱亦可涼厚腸胃而痞滿盡黃芩清肺至脾濕亦能去心澼痢而寒熱皆体白蘚皮去濕療瘡筋攣是賴旱蓮草補腎涼血蕊痛須求灯心能清心而肺火亦潤柿蒂能降氣而呃逆無憂白前与白薇形色相同然前則心降肺氣微則兼瀉

厥陰

適

鮮

留

血热元参与若参補瀉相等然元参滋陰若参燥湿引
吐通噎说是藜芦利水軟堅云為枳實貫象解邪热茭
癍药内須投瞿麦利小腸治淋方中可入療五痔之疾
莫舍蟾酥殺五藏之虫当収在乱去血中伏火紫威花
妙矣然破瘀而太走非妊娠所宜清血分還热側栢叶
可乎然補陰而苐濇豈壹宐可合治心肝火旺而涼血
必伏苓根瀉上焦邪热除心休損竹叶梔子活血而治
懊懷並解小腸热結桃仁緩肝而行經水并使大腸血
通連翹降心火療瘡瘍而瀉諸經之热地榆止月經調
血痢而却下部之紅天花粉退热止渴通經可用瓜蔞
仁消痰降氣潤肺有功水銀殺虫而去疥乱礬石化痰
而理喉風朴硝開積聚宿痰能化硝石止煩渴热毒皆

鉻車前子利水益精女科以催胎產山豆根瀉熱解毒
外科以治瘡[illegible]癰胆礬吐風熱痰涎更除欬逆蘆薈清
肺胃鬱火亦殺腑重熱病至陽毒發狂糞清休却產皮
与損傷吐衄童便可充香附調經逐血去皮膚搔癢之
疴快氣除血崩理兩脇膀胱之氣雜仁疏肝風而眼快
清熱消痰秦皮除肝熱而明目收瀉治痢冬葵子滑腸
利竅通關格而無雖夏枯草散結消瘿緩肝火而不熾
滑石利水肺竅津薺苨解百藥毒戾勾藤祛風而肝不
燥亦除熱而心不驚益母草行血而新不傷亦養血而
瘀不怖天竹黃涼心兮利竅豁痰密蒙花潤肝兮明目
上淡竹茹除上焦煩熱胎氣能涼雷丸消腸胃蟲餘蠱
虫亦避祛濕瀉熱防己為宜瀉大去瘀丹皮為貴藕涼

血而散瘀梨潤腸以潄肺薏苡仁調水腫而痊脚氣又
服經絡强筋骨以治拘攣堪除濕痺莞花治喘逐痰其
性通行而水下蜣螂除風散熱其氣清香而味苦瓜蒂
吐風痰并上膈宿食冬瓜子解毒又其子補肝知母定
嗽除陰虛降火而肺金咸潤貝母清心潤肺化燥痰而
靜氣斯寬穿山甲通經絡於病所瘕氣失調陰陽之妄
干地膚利便通淋并膀胱之盡熱立解磁石益精補腎
蕈骨之節痰痛香安若楝子療疝清陽利小便最善代赭
石鎮靈之達養陰血何難枳實破積痰有風雷之勢枳壳
行氣心圓喘助傳道之良犀角清胃以解熱痘疹時疫
炎功瀉肝而涼心陽之發斑有益羚羊角辟三陰大熱
之秘海金沙除太陽渫出之積牡礪澀精止汗崩漏能

於

医事慰言喘消疫妄浮可救若利以便而陽火急逾不
通說世肺部而言欲必先取向藺謙泄脾胃保其陰陽
黃与頭旋汝頭医家其頭疼痛發班和喉逆使火數之
有三陰之疫滯宜射陷火濕痰風宜二便之閉癃須加
戰出逆直徑隨而水結自行掌并涼血熱而便門不論
葛根生津以渴肌表之風熱解去津液利水固精腎臟
之火邪亦降陰薄逐水氣而清痰壅清熱者良辰砂清
心熱而降肝邪癲狂自息前胡主胸脇痰滯及痰既解
表而下氣降心腹實熱頭痛無推陳以致新枳實潤肝
而風熱克散靜金開肺而以臟以陽丹參補心安神去
瘀而生血沙參養肝清肺制陽以補陰人中黃退熱以
解胃火人中白降火而走肺金芍藥斂逆收陰心腹之

劑

痛可療。扶陽補血。除痢之疾。能停白帶。安胎以止痛。赤、破。
血以通經。桃仁皂仁並搓通便血。秘須桃仁而風秘須皂。
行瘀劑瘀。但是治疲。少食用行。多食用崇。人參補肺
而麥大下降。杜仲沙參治積。而痢清吐下行。龍骨膽陽益胃。龍
茯安魂鎮心。常山治瘧疾。從立兜鈴清肺熱。嗽頰穿。野
豆補胃鎮。荳桂風而消血結。青蒿。滋陰降火。并清暑
而治骨蒸。甘草炙健脾胃。而補三焦。生、滋陰以火而解百
毒。既能緩急和中。又克生肌長肉。青皮疏肝俱腑腸
之氣逆而平。青黛散大疎肝。下血下風熱無伏。不清熱
大熱。生津液。緩脾而能發汗解肌。生地涼血而火燔。燥金。
涼血而治崩中吐衄。心煩和胃。多用荷蓋根。行血疏風堪將
薄荷地骨皮治骨蒸有汗。只蔓荊升。麥門冬清大躁解

痊。尤多喘促。龍膽瀉肝火清膽。入下道而溫熱以降。裁

降潤肺清心。以舌竅而脈危上液。青鉛解毒而墜痰。前

鹽固柴而明目。此則藥性之皆寒。惟去洋參而獨遺

玉峰世醫眼科抄診

張濟明手鑑明

眼

眼為臟腑之精。五臟六腑之精。氣皆上注於目。而為之精。精之窠為眼。骨之精。為瞳子。筋之精為黑眼。血之精。為絡其窠。氣之精。為白眼。肌肉之精。為約束裹擷筋骨。血氣之精。而與脈系。上屬於腦。後出於

十二經脈三伯六十五絡

項中故邪中於項因逢其身之虛其入深則隨眼系以入於腦入於腦則腦轉腦轉則引目系急目系急則目眩以轉矣即因風眩暈也邪中其精其精所中不相比也則散精〻散則視岐視岐見兩物也視一物為兩也目者五臟六腑之精也榮衛魂魄之所常營也神氣之所生也故神勞則魂魄散志意亂是故瞳子黑眼法於陰白眼赤脈法於陽也故陰陽合傳而精明也目者心之使也心者神舍也故神精亂而不轉卒然見非常之處精神魂魄散不相得故曰惑也靈樞是以五臟六腑十二經脈三伯六絡其血氣皆稟受脾於土上貫於目而為明故脾虛則五臟之精氣皆失所使不能歸明於目矣綱目

氣輪屬金
主治肺

五輪之圖

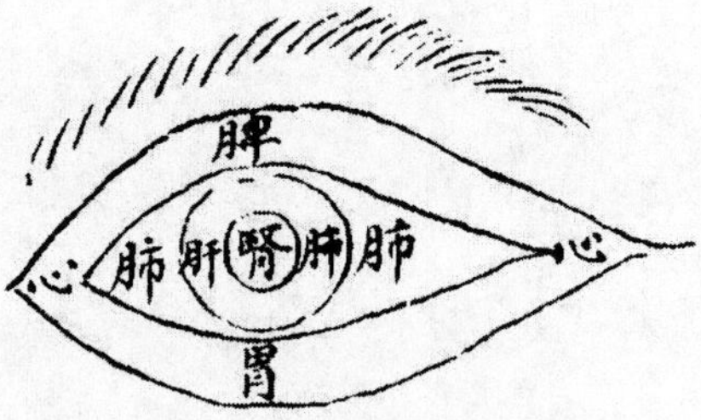

白睛屬肺
黑睛屬肝
上下瞼屬脾
大小眥屬心
瞳神屬腎

氣之精為氣輪 得效
筋之精為風輪 得效
肉之精為肉輪 得效
血之精為血輪 得效
骨之精為水輪 得效

氣輪 病因淒寒，胃暑受飲，寒漿，肌體虛疎，寒邪入內，其候或痛或昏，傳在白睛，筋多腫赤，視日如隔霧，看物似生烟，日久不治，變成白膜，黑暗難開。得效

風輪屬木
主治肝

肉輪屬土
主治脾

血輪屬火
主治心

水輪屬水
主治腎

風輪病因喜怒不常作勞用心書硯遠物夜讀細書其
候眥頭尤澁睛內偏疼視物不明胞弦緊急宜祛
風藥效符

肉輪病因多食熱物好啖五辛遠道奔馳食飽耽眠風
積痰壅其候眼胞赤腫昏蒙多淚倒睫澁痛瘀血
侵睛宜疎醒脾藥效符

血輪病因七情煩勞內動於心外攻於目其候赤筋纏
眥白膜侵睛胞腫難開昏澁日久不治失明愈深
宜洗心涼血藥效符

水輪病因勞役過度嗜慾無厭又傷七情加之多飡酒
麵好啖鹹辛因動腎經通於黑水其候冷淚鎮流
於面上見蠅相趂於睛前積聚風雲或澁或痒結

八廓之圖

成翳障。常昏暗。宜用補腎藥。效得

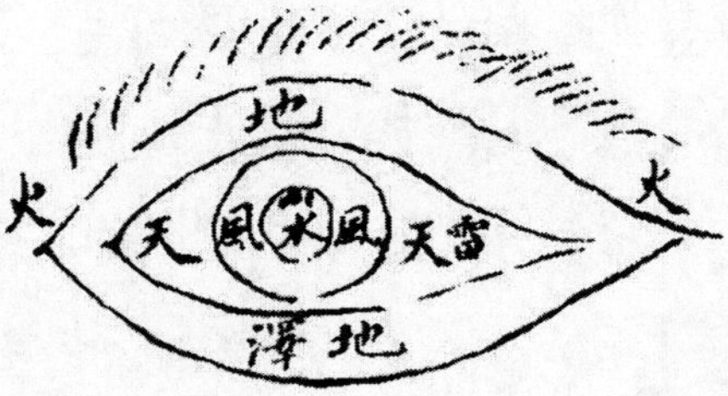

天廓、肺大腸、傳道、效得
地廓、脾與胃、水穀、效得
火廓、心命門、抱陽、效得
水廓、腎、會陰、效得
風廓、肝、養化、效得
雷廓、小腸、關泉、效得
山廓、胆、清淨、效得
澤廓、膀胱、津液、效得

天廓。病因雲中。射爲月下。看書。多食腥膻。侵胃寒暑。其候視物生烟。背疼難開不。能辨認。效得

地廓。病因濕漬。頭上冷灌。睛眸其候。眼法眩緊急。瘀血生瘡。得效

水廓。病因勞力。爭鬪擊棒。開弓騁騎。強力生病。其候常多昏暗。睛弦淚多。得效

火廓。病因心神。恐怖赤脉。侵眥。血灌瞳人。其候瞼頭紅腫。睛內偏疼。並淚如傾。得效

風廓。病因枕邊。窗穴有風。不能遮閉。坐卧當之。腦中風邪。其候黑睛多癢。兩瞼常爛。或昏多淚。得效

雷廓。病因失枕睡卧。酒後行房。血脉滿溢。風邪內聚。其候眥頭赤腫。瞼內生瘡。倒睫拳毛。遮睛努肉。得效

山廓。病因撞刺。磕損致令肉生。兩瞼翳閉。雙睛若不早治。永沉昏暗。瘀血侵睛。得效

澤廓。病因春不宣解。冬聚陽毒。多飡熱物。致令臟脂凝聚。血淚攻潮。有如霧籠。充蜂黑花常見。得效

眼睛屬五臟。首尾赤眥屬心。滿眼白睛屬肺。其烏睛圓大。屬肝。其上下肉胞屬脾。而中間黑瞳一點如漆者。腎實主之。直指白睛屬肺。名曰氣輪。赤者屬心行血脉也。再於黑睛上分暈微。青者屬肝也。次黑者屬腎也。中間一點瞳人屬胆也。入門

眼有內外眥。目眥外決于面者為銳。眥在內近鼻者為內。眥上為外。眥下眥為內。眥靈樞足太陽為目。上網足陽明。為目下網。靈樞眥謂四際。瞼睫之本也。內經注目之內眥。太陽經之所起。血多氣少。目之銳眥。少陽經也。血少氣多。目之上網。太陽經也。亦血多氣少。目之

下綱陽明經也血氣俱多此三經俱會于目惟足厥陰經連于目系而已故血太過者太陽經陽明經之實也血不及者血氣厥陰之虛也故出血者宜太陽陽明蓋此二經血多故也少陽一經不宜出血々少故也刺太陽々明出血則目愈明刺少陽出血則目愈昏矣和子

諸脉屬目

心合脉諸脉者皆屬於目經内五臟六腑精華皆稟於脾注於目故理脾胃則氣上升而神清也肝之系雖總於目而照徹光彩實腎精心神所主故補精安神者乃治眼之本也因心事煩冗飲食失節勞役過度故脾胃虛弱心火太盛則百脉沸騰血脉逆行邪害孔竅所謂天明則日月不明是也脾虛諸陰之首也目者血脉之宗也故脾虛則五臟之精氣皆失

所司不能歸明於目矣。心者君火也。主人之神。宜靜而安。相火代行其令。相火者。包絡也。主百脈。皆榮於目。既勞役運動。損其血脈。故諸病生焉。醫者不理脾胃及養血安神。是治標不治本。不明此理也。東垣

脉法。左寸脉洪數。心火炎也。關脉弦而洪。肝火盛也。右寸關俱弦而洪。肝木挾相火之勢。侮肺金而乘脾土也。醫鑑 眼本火病。心肝數洪。右寸關見。相火土衝。回春 眼見黑花者。從腎虛而起。診右手尺脉。當沉而數者。是也。類聚

目者肝之竅。肝在竅為目。內經 東方青色。入通於肝。開竅於目。藏精於肝。內經 人臥則血歸於肝。肝受血而能視。內經 肝氣通於目。目和則能變五色。難經 肝虛則目

睆睆無所見。內經 目瞑者，肝氣不治也。海藏 目者之肝外候，肝取木，腎取水，水能生木，子母相合，故肝腎之氣充則精彩光明，肝腎之氣乏則昏蒙暈眩。心者神之舍，又所以為肝腎之副焉。蓋心主血，肝藏血，血能生熱，凡熱衝發於眼，皆當清心涼肝。方皆 肝藏血，熱則目赤腫，虛則眼前生花。祥見眼花。赤腫宜地黃粥。入門

地黃粥 治睡後目赤腫，須臾漸白，良久則無，此血熱非肝病也。蓋人臥則血歸於肝，因血熱到肝，故睡出而目赤，良久無事者，血復散於四肢也。宜食此粥以涼肝血。生地黃不拘多少，搗取自然汁，浸粳米半升，滲透，晒極乾，再浸再晒三次，每用磁器煎湯一升，令沸，入前米一合，熬作稀粥，食遠啜之，即睡，立效。入門

眼病無寒

歷考眼科之病無寒而有虛與熱豈寒濕血而不上攻歟入門

眼無火不病

目不因火則不病何以言之白輪變赤火乘肺也肉輪赤腫火乘脾也黑火神光被腎火乘肝與腎也赤脉貫目火自甚也能治火者一句了故內經曰熱勝則腫凡目暴赤腫起羞明隱濕淚出不止暴寒目瞞皆火熱之所為也治火之法在藥則鹹寒吐之下之在鍼則神庭上星顖會前頂百會血之翳者可使立退痛者可使立已昧者可使立明腫者可使立消矣子和大凡眼之為患多生於熱治法以清心涼肝調血順氣藥為先直指

眼病所因

生食五辛，接熱飲食，爛頭出血多，極目遠視，夜讀細書，火處烟火，博奕不休，夜間讀書，飲酒不已，熱飡麵食，抄寫多年，雕鏤細作，泣過多，房室不節，數向日月輪看，月下讀書，夜視星月，極目瞻視山川草木，皆喪明之由也。又有馳騁畋獵，冒涉風霜，迎風逐獸，日夜不息，皆傷目之由也。鍼眼病屬風熱與血光神勞昏虛溺。

內障

內障者，肝病也。回春 內障在睛裏昏暗，與不患之眼相似，唯瞳人裏有隱隱青白者，無隱隱青白者，亦有之。綱目 內障先患一眼，次為兩目俱損者，皆有瞖在黑睛內，遮瞳子而然。夫通黑睛之脉者，目系也。目系屬足厥陰、足太陽、手足少陰三經，三經虛則邪從目系入黑睛內為瞖以鍼言之則當取一經之俞穴如天柱風府大衝通里等穴是也目綱內障者不疼不痛無眵細觀如薄霧之形久視如輕烟之狀如蠅散乱懸虫虛空日漸月增脂指下結於烏輪瞖障漸生於黑水類內障昏蒙外無瞖膜因脂脂下凝烏珠轉白或如金色或菉豆色或如雲烟或見色治比外障更難如脂凝結瞳人反背者不治入屬血少神勞腎虛也宜養血補水安神以調之丹心丹凡昏弱不欲視物內障見黑花瞳子散大皆衷病也丹心丹內傷色慾腎精虛者宜益陰腎氣丸肝血虛者養肝丸生熟地黄丸肝腎俱虛者冝駐景丸加減駐景元明目壯水丸入血少神勞腎虛宜滋陰地黄丸滋腎明目湯內障宜補肝散墜瞖丸羊肝元木事庵羊肝丸

補腎丸。杞苓丸。五退散。蒺藜花散。冲和養胃湯。當歸湯。還睛丸。方見適治撥雲退翳還睛丸。內障。有圓翳。冰翳。消翳。澁翳。散翳。橫開翳。浮翳。沉翳。偃月翳。棗花翳。黃心翳。黑花翳。胎患。五風。變雷頭風。驚振。綠風。烏風。黑風。青風。肝虛雀目。高風雀目。肝虛目暗。共二十三。浮效

益陰腎氣丸。經曰。壯水之主。以鎮陽光。滋陰是也。熟地黃。二兩。生乾地黃。酒焙。山茱萸各五錢。五味子。山藥。牡丹皮。柴胡。當歸尾酒洗。各五錢。茯神。澤瀉。各二錢半。右爲末。蜜丸梧子大。硃砂爲衣。空心鹽湯下五七十丸。傳正方無朱砂。一名滋陰腎氣丸

養肝丸 治肝藏不足。眼目昏花。或生眵淚。婦人血虛目疾。當歸。川芎。白芍藥。熟地黃。各一錢。防風。楮實

子炒車前酒炒蕤仁湯浸去皮各五錢右為末蜜丸梧子大白湯下七十丸食遠時醫鑒

生熟地黃丸治血虛眼昏生地黃熟地黃玄參石膏各一兩右為末蜜丸梧子大空心茶清下五七十丸入門

駐景丸治肝腎俱虛多見黑花視物昏暗或生瞖障兎絲子酒製五兩車前子炒熟地黃各三兩右為末蜜丸梧子大空心溫酒下五七十丸局方一方加枸杞子一兩半尤佳

加減駐景元治肝腎俱虛兩眼昏暗兎絲子八兩枸杞子五味子車前子楮實子川椒炒各一兩熟地黃當歸身各五錢右為末蜜丸梧子大空心溫酒

或鹽湯下五七十丸（簡易）

明目壯水丸

治肝腎不足眼目昏暗常見黑花多下冷淚此水之主以鎮陽光補腎養肝生血明目

黃柏 知母并乳汁拌晒乾炒各二兩半 熟地黃 生乾地黃酒洗 天門冬 麥門冬 山茱萸酒蒸 甘菊各二兩 枸杞子酒洗一兩六錢 牛膝酒洗一兩三錢 人參 當歸酒洗 五味子 菟絲子 白茯神 山藥 柏子仁炒 澤瀉 牡丹皮酒洗各一兩 白豆蔻三錢

右為末蜜丸梧子大空心鹽湯下百丸（醫鑒）

滋陰地黃丸

治血少神勞腎虛眼目昏暗瞳子散大視物昏花法當養血凉血散火除風

熟地黃一兩 柴胡八錢 生乾地黃酒焙七錢半 當歸身酒洗 黃

芩各五錢天門冬地骨皮五味子黃連各三錢人參枳殼
炮甘草知母各二錢右為末蜜丸菉豆大每百丸茶清送
下。丹心一名熟地黃丸。久服眼視漸昏作明作暗此失血
之驗也。宜服此與定志丸方見神門兼服尤佳保命
滋腎明目湯。治血少神勞腎虛眼病。當歸川芎白芍藥
生地黃熟地黃各一錢人參桔梗梔子黃
連白芷蔓荊子甘菊甘草各五分右剉作一貼入細茶
一撮燈心一團水煎服食後回春
補肝散。治肝風內障不痛不痒眼見五色或一物二形。
羚羊角防風各一兩人參茯苓各七錢半羌
活車前子細辛玄參黃芩炒各三錢半右為末每二錢
米飲調下食後。羚羊角行厥陰經玄參細辛行少陰經

羌活防風車前子行太陽經如筋脉枯澁加熟枸節常
試有驗綱目

隧瞖丸治內障有瞖青羊膽青魚膽鯉魚膽各七箇熊膽二錢半牛膽五錢麝香三分石決明水飛末一兩右末麵糊和丸梧子大空心茶清下十丸無青魚膽則獺膽三枚代之無則代獺膽一綱目

羊肝丸治眼目諸病及障瞖青盲黃連另為末白羊肝一具去膜砂盆內同研細衆手作丸如梧子大空心溫冰下三十丸連作五劑蓋青羊肝尤崖有一官活出一死囚其囚數年病死官人得內障甚苦獨坐憂嘆聞階除窸窣聲問為誰曰我昔所話囚也今公得疾故感而來告遂傳此方服之果愈方局

本事方羊肝丸

治內障青盲白羯羊肝只用子肝一葉薄切新瓦上焙熱地黄一兩半兎絲子決明子車前子地膚子五味子枸杞子茺蔚子苦葶藶子青葙子蕤仁麦冬澤瀉防風黄芩白茯苓桂心杏仁細辛各一兩右為末蜜丸梧子大温水下三五十丸日三服一人患內障失明得服此藥一夕燈下語家人曰適偶有所見如隔門隙見火者及朝視之眼中瞖膜俱裂如線遂得差為末茶清點眼二錢点驗目細

補腎丸

治腎虛目昏漸生內障磁石火煅醋淬七次研水飛兎絲子酒製各二兩熟地黄肉蓯蓉酒浸焙石斛五味子枸杞子楮實子覆盆子酒浸車前子酒蒸各一兩沉香青鹽各五錢右為末蜜丸梧子大空心

藍湯下七十丸濟生

杞苓丸○治腎虛目昏漸生內障茯苓四兩料赤白枸杞子酒浸二兩菟絲子酒製當歸各一兩青藍五錢右為末蜜丸梧子大空心溫水下五七十丸丹心

五退散○治內障蟬退蛇退蠶退烏鷄卵設男子髮各等分右燒存性為末豬肝煎湯調下一錢入門

蜜蒙花散○治十六般內障多年昏暗蜜蒙花二兩羚羊角蠐螬即蠹也李人參覆盆子地膚子枸杞子甘草各一兩茺蔚子菥蓂子甘菊槐花各五錢右為末每二錢米飲調下得效

冲和養胃湯○治內障眼得之脾胃虛弱心火與三焦俱盛上為此疾黃蓍羌活各一錢人參白朮

升麻乾葛當歸甘草炙各七分柴胡白芍藥各五分防風白芷白茯苓各三分五味子二分乾姜一分右剉作一貼水煎至半入黄芩黄連各五分再煎數沸去滓温服食遠東垣

當歸湯○補肝腎益瞳子光明柴胡二錢生地黄一錢半當歸白芍藥各一錢黄芩黄連並酒浸各七分半甘草炙五分右剉作一貼水煎空心服醫鑑

撥雲退翳還睛丸○治内障常服則終身眼不昏花黑脂麻五兩蜜蒙花木賊白蒺藜蟬退青鹽各一兩薄荷白芷防風川芎知母荊芥穗枸杞子白芍藥生甘草各五錢甘菊六錢當歸酒洗三錢右爲末蜜丸彈子大每細嚼一丸茶清下食後回春

圓瞖。在黑珠上一點圓瞖中見之麄小陰處見之即大
視物不明轉見黑花此由肝腎俱虛而得宜補肝
散補腎元得效

冰瞖。如冰凍堅實傍觀自透於瞳人內陰處及日中看
之其形一同疼而淚出此胆肝病宜通肝散得效

滑瞖。有如水銀珠子但微含其色不疼不痛無淚遮遶
瞳人得效

澁瞖。微如赤色或聚或開兩傍微光瞳人上如凝脂色
時復澁痛無淚出得效

散瞖。形如鱗點或瞼下生粟日夜痛楚瞳人最疼常下
出淚此二證皆肝肺相傳
宜八味還睛散得效

横開瞖○上横如斂脊下面微々甚薄不赤不痛此病希少得效

浮瞖○上如氷光白色環遶瞳人生自小皆頭至黑珠上不痛不痒無血色相潮得效

沉瞖○白點藏在黑水下向日細視方見其白眼睛疼痛晝輕夜重間或出淚宜空青元得效

偃月瞖○膜如凝脂一邊厚一邊薄如鈌月其色光白無瑕疵前四證並皆難治得效

棗花瞖○周回如鋸齒四五枚相合赤色刺痛如鍼視物如烟晝則痛楚多淚昏暗得效

黃心瞖○四邊皆白但中心一點黃團々在黑珠上時下淚此兩證肝肺風熱宜還睛散墜瞖丸得效

黑花翳○其狀青色大小眥頭澁痛頻頻下淚口苦蓋胆受風寒宜涼胆丸得效

胎患○初生觀物轉睛不快至四五歲瞳人潔白昏蒙不見延至年高無藥可治由胎中受热致損也得效

五風變○五色變為内障頭痛甚却無淚日中如坐暗室常自憂嘆此毒風腦热所致得效

雷頭風○此热毒之氣衝入眼睛中牽引瞳人或微或大或小黑暗全不見物得效

驚振○因病目再被撞打變成内障日夜疼痛不能視三光前四證俱不可治不過服還睛散得效

綠風○初患頭旋兩額角相牽瞳人連鼻鬲皆痛或時紅白花起肝受热則先左肺受热則先右此肝肺同

病則齊發先服羚羊角散羚角丸後服還睛散得效

烏風 眼雖癢痛而頭不旋但漸漸昏暗如物遮定全無瞖障或時生花此肝有實熱宜瀉肝散得效

黑風 此與綠風相似但時時起黑花乃腎受邪熱攻於目宜涼腎得效

青風 此眼不痒不痛瞳人儼然如不患者但微有頭旋及生花轉加昏蒙前二證宜服還睛散得效

肝虛雀目 雀目者日落即不見物也綱目因肝虛血少時時花起或時痛頭疼年深則雙目盲小兒因疳得之宜蛤粉丸得效小兒肝雀目宜風疳丸入門晝明晚暗謂之雀目言如烏雀之瞑便無所見也類聚雀目宜雀盲散撻雀頭取血點眼中即效羊肝淡煑食之亦佳本草

治雞肓雀目用鮮地黃炒猪肝食之種古牛肝作膾食之亦妙俗方

高風雀目

與前證雖同但纔至黃昏便不見物經年瞳于如金色名曰黃風不治得效雀目之證暮則不見物至曉復明何也曰肝虛也經曰目得血而能視肝既無血則目昏而不明矣其暮暗而曉復明者何也曰肝木生於亥而旺於卯絕於申至於酉戌之時木氣衰甚故瞑至於卯之分木氣稍盛而目復明矣曰雀目終變為黃脹宜平胃散方見內傷以平土氣四物湯方見血門以補肝虛正傳曰雀目終變為黃脹而死何也曰木絕於申乃水土長生地木衰而土盛故變為黃脹宜平胃散為妙高風雀目宜還睛丸類聚

肝虛目暗

遠視不眼前花子頻起皆目赤痛有時看物
一成二直補肝散效與眼暗察看

補肝散

治圓翳在黑珠上昏花柴胡一錢半白芍藥一
錢熟地黃白茯苓甘菊細辛甘草各七分柏子
仁防風各五分右剉作一貼水煎服效

補腎元

治同上肉蓯蓉枸杞子各一兩巴戟山藥破故
紙炒茴香牡丹皮各五錢青塩二錢半右為末
每二錢苦竹葉煎湯調下效

通肝散

治氷翳山梔子白蒺藜枳殼荊芥甘草各五錢
車前子鼠粘子炒各二錢半右為末每二錢苦
竹葉煎湯下效
補腎元蜜丸梧子大空心下三五十丸尤佳

八味還睛散○

治内障諸般障瞖昏花草决明一兩白蒺藜防風木賊梔子仁甘草各五錢蟬殼青葙子微炒各二錢半右為末每二錢麥冬湯調下菊花湯亦可得效

空青元○

治沉瞖細看方見其病最深防風生乾地黄知母各二兩五味子車前子石决明細辛各一兩空青二錢右為末蜜丸梧子大每十丸茶清下心空得效

凉胆元○

治黒花瞖乃胆受風寒而作防風蘆薈各一兩黄連黄芩荆芥穗草龍胆各五錢地膚子黄柏各二錢半右為末蜜丸梧子大空心薄荷湯下三十丸得效

羚羊角散

治綠風內障昏花甘菊防風川芎羌活車前子川烏細辛各五錢半夏麯羚羊角薄荷各二錢半右為末每二錢生姜荊芥煎湯調下或剉取七錢姜三片煎服得效

羚羊角丸

治綠風內障羚羊角屑一兩石決明草決明車前子犀角屑各七錢姜三片煎服得效加獨活防風蔓荊子甘菊蕤實梔子甘草各五錢右為末蜜丸溫水下三十丸類聚

瀉肝散

治五烏風昏暗大黃甘草各五錢郁李仁荊芥穗各二錢半右剉分二貼空心水煎服得效

蛤粉丸

治雀目蛤粉黃蠟等分熔蠟搜粉為丸如棗大豬肝一片二兩許批開裹藥一丸麻線纏水一

椀煑熱取出乘熱熏眼至溫吃肝以愈為度目綱

風疳丸。

治小兒肝疳雀目青黛黃連天麻五靈脂夜明砂川芎蘆薈各二錢草龍胆防風蟬殼各一錢半全蝎二枚乾蟾頭三錢右為末猪胆汁浸糕和丸麻子大薄荷湯下十丸门入

雀盲散。

治雀目夜不明不見物雄猪肝竹刀批開納夜明砂北縛煮米泔中至七分熱取肝細嚼以汁送下直指治雀目獖猪肝煮熱和夜明砂作丸服尤佳门入

還睛丸。

治高風雀目漸成內障石決明煅研水飛覆盆子茺蔚子各二兩槐實炒人參細辛防風白茯苓甘菊柏子仁川芎各一兩右為末蜜丸梧子

大溫水下三十丸類聚

外障○

外障者肺病也○回春在睛外遮暗○綱目靈樞曰○診目痛赤脈從上下者○太陽病○從下上者○陽明病○從外走內者少陽病○凡赤脈瞖初從上而下屬太陽主表必肩稜骨痛或腦項痛或半邊頭腫痛治法宜溫之散之溫則臘茶飲散則夏枯草散選奇湯方見頭部之類赤脈瞖初從下而上者或從內眥出外者皆屬陽明主裏故其證多熱或便實治法宜下之寒之下則明目流氣飲錢氏瀉青丸方見五藏局方溫白元方見積聚加黃連黃柏之類累用有驗寒則一味黃連羊肝丸之類赤脈瞖初從外眥入內者少陽主半表半裏治法宜和解之神仙退雲丸之類綱目外障有肝藏積熱混睛努肉攀睛兩瞼睛膜入水

輪釘瞖根深黑瞖如珠花瞖白陷水瑕深瞖玉瞖浮滿順逆生瞖雞冠蜆肉瞼生風粟胞肉膠凝漏睛膿出蟹珠疼痛突起睛高風起喎偏倒睫拳毛風牽出瞼疼痛神祟旋螺尖起鶻眼凝睛轆轤轉關被物撞打撞刺生瞖血灌瞳神眯目飛塵飛絲天行赤目暴赤眼生瞖胎風赤爛風赤瘡痍衝風淚出暴風客熱瞼硬精痛々如針剌痒極難任瞳人乾缺黃膜上衝赤膜下垂小眥赤脉偷針小兒通睛小兒胎中生贅小兒青盲效浮

肝臟積熱○眼先患赤腫疼痛○怕日羞明○淚溢難開○忽生瞖膜○初患一目○不見○以致兩目齊患此肝臟積熱○宜石決明散○效浮風眼腫痛則軟○熱眼腫則硬指直眼赤而痛者○肝實熱也瞯眼赤腫○而足寒者○必以溫湯頻

洗其足甚妙。絅目肝藏風熱，宜撥雲散。局方密蒙花散、掽花散。洗肝明目湯。散熱飲子。肝藏積熱，宜洗肝散。方見五藏瀉肝散。方見上瀉青丸。方見五藏柴胡湯。四物龍膽湯。洗以湯泡散。方見上

混睛。白睛先赤，後痒痛淚下，閉澁難開，年深則睛變或碧色滿目，如凝脂赤脉，横貫。宜地黃散。詩救

努肉攀睛。或眼先赤爛多年，肝經為風熱所衝而成，或用力作勞而得，或痒或痛，自承皆頭努出筋膜。心氣不寧，憂慮不已，遂乃攀睛，宜二黃散。攀睛努肉者，心熱也。大皆赤紅肉堆起者，心經實熱也。小皆赤紅絲血脹者，心經虛熱也。回春努肉，宜速效散。鑒醫洗努肉侵睛。當歸尾、荊芥穗、黃連、防風、薄荷、朴硝、鵬砂等分，剉煎

湯溫洗。七門入梨汁浸黃、連、又初男乳和、雄、雀、屎點之，皆效。詳見單門

兩瞼粘睛

此乃爛弦風也。雙目赤爛，或痒或痛，經年不愈。得效目眶赤爛，歲久俗呼為赤瞎是也。當以三棱針刺目眶外，以瀉濕熱，即愈。東垣爛弦風者，風沿眼系上膈有積熱，自飲食中挾怒氣而成，積而久也。眼沿因膿漬而腫，其中生細小虫絲，遂年久不愈而多痒者是也。用還睛紫金丹，以銀釵股點之。若痒者，又當去虫以絕根本，又與防風通聖散去硝、黃，方見風門為細末，酒拌晒乾，依法服之，禁諸厚味。目綱去虫，宜聖草散。小兒初生，雙目紅而眶邊赤爛，至三四歲不愈，宜消風散，方見頭門以桑、白皮煎湯調下。入門

膜入水輪。

此因黑珠上生瘡。稍安其痕不沒浸入水輪雖先未絕終亦難治。得效

釘翳根深

心肝留熱致使眼疼痛生翳膜經久其色如銀釘入黑睛不可治得效睛上生翳如銀釘入黑睛不可治故謂之釘翳宜石決明散點之類聚

黑翳如珠。

此起在黑水上如小黑豆疼痛淚出不可用點藥乃腎虛受風熱而得宜先服羚羊角散後服補腎元得效

花翳白陷。

白翳旋繞瞳人點點如花白鱗砌者此因肝肺伏藏積熱宜點磨翳膏後服羚羊角散得效花翳者睛上忽生白翳如棗花之砌魚鱗相

水瑕深翳　黑水內橫深瑕，盤青色沉、深入痛楚無時。似宜點龍腦散類聚。

玉翳浮滿　此五藏俱受熱，宜服清涼散。得效　黑珠上浮玉色，不疼痛，翳根不紅，不宜針割，但服還睛散，點磨翳膏即愈。得效

順逆生翳　凡翳自下生上者為順，自上而生下者為逆。順則易安，逆則難治。宜服車前散，點磨翳膏。得效

雞冠蜆肉　翳生瞼內，如雞冠蜆肉，或青或黑，須翻出看之，阻礙痛楚，怕日羞明。蓋脾經先受熱，後有所傳。宜服石決明散。瞼內生如雞冠蜆肉，乃脾風熱也，須翻出看之，用觀音草即龍胆草每取

輕〻刮下。毫釐血出。用銀匙挑洗風毒藥水按止。刮後不時將藥水點入則不復腫。门入

瞼生風粟

兩瞼上下。初生如粟米大。漸大如米粒。或赤或白。不甚疼痛。此肝壅瘀血所成。宜服消毒飲。得效瞼生風粟者。眼痛狀如眯。名曰粟眼。其眼瞼皮肉上下有肉。如粟粒。淚出磣痛。可斷眼皮起。以針撥之。兼服湯散。宜其風熱類聚眼胞。或目唇間如疥點者。熱在脾。宜味加荊黃湯。门入

胞肉膠凝

眼胞皮肉。有似膠凝。腫高如桃李。時出熱淚。乃風毒所注。宜服消風散。方見頭部點花草膏。得效上下胞腫如桃者。脾熱也。曰春熱氣蓄聚。而傷飽

所以胞合。指直宜羚羊角散、洗眼湯。

漏睛膿出

眥頭結聚生瘡，流出膿汁，無翳障，不疼痛。因心氣不寧，并風熱在瞼中，宜白薇元。得效風熱客於瞼眥之間，令眥內結聚津液乘之，故成膿出不止，俗呼為漏睛。或眼因患瘡，出膿血後，大眥頭常出膿涎，亦名瞒睛。若不早治，日久則眼生黑點，侵損于目，即難治，宜黃芪散及黑藥。類聚

蟹睛疼痛

如大豆子出黑珠上，疼痛不可忍，又名損翳。宜石決明散。得效肝有積熱，上衝於目，令目痛甚，當黑睛上生黑珠子，如蟹之目，以為名。或有如大豆者，名曰損翳，極難治，宜服羚羊角

突起睛高○

散○及點藥○類聚

風毒流注五藏○不能消散○忽然突起痒痛乃熱極所致○宜瀉肝散○方見得效上風熱痰飲漬於臟腑○蘊積生熱ゝ衝於目故令眼珠子突出○是名睛脹宜服涼藥○瀉肝散○凡瞳人脹起者水輪脹也○類聚烏輪突起○裏熱刺痛○謂之熱眼○直指井水灌眼中○詳下見黑睛脹宜○服龍胆散○白睛脹○宜清肺散○

風起喎偏○

偏風牽引○變目喎斜○淚出頻頻○卻無瞖膜○不痒不痛○宜消風散○方見頭部荊○芥○湯調下○或蟬○花○無比散○得效眼偏視者○風邪攻肝○牽引瞳人○故令偏視○宜服槐子丸○類聚

倒睫拳毛

淚出涓涓瞖膜漸生眼皮漸急睫倒難開瞳人如刺樣痛此脾受風熱先服瀉肝散上方見後服五退散洊效神效明目湯細辛湯東垣倒睫拳毛即眼睫毛倒入眼中央是也細眼楞紧急縮少者倒睫拳毛之漸也蓋陽虛則眼楞紧急陰虛則瞳子散細倒睫拳毛由目紧急皮縮之所致也蓋內熱伏攻陰氣外行當去其內熱并火邪使眼皮緩則毛立出瞖自退用手法拳出內瞼向外刺以三稜針出熱血以右爪甲迎住針鋒立愈細治法無名異也石藥為末糝搽在紙中作撚子點大吹殺以烟熏之其毛自立起又摘去拳毛用風子血點

入眼内數次即愈目綢又法木鱉子一個去殼搗爛綿裹塞鼻中左目塞右目右目塞左一二夜其瞼自正傳上

風牽出瞼

上下瞼俱赤或翻出一瞼在外此脾受風毒宜五退散若年深瞼内俱赤則不治效方

神祟疼痛

舊無根因忽然疼痛或如針刺或如火炙兩太陽穴掣痛早輕晚重先宜求福却服石決明散效方犯上傷眼痛點三光膏醫鑒

旋螺尖起

目痛生瞖膜尖起而赤似旋螺先服通肝散次服石決明散效方旋螺久而亦難治

鶻眼凝睛

輪硬而不能轉側此爲鶻眼凝睛不可治詩訣

轆轤轉關

睛藏上下瞼不能歸中所以言之爲轆轤也亦難治且服天門冬飲子及瀉肝散詩訣凡寒入貫瞳人攻於眼帶則瞳人牽曳向下名曰墜睛眼亦轆轤轉關之類若日數漸多即栧破瞳人兩眼俱陷則不見物宜服犀角散聚類

被物撞打

目被撞打疼痛無時瞳人被驚昏暗濛濛眼眶停留瘀血宜貼地黃膏次服石決明散詩訣眼被物撞打着睛出眼帶未斷即推入瞼也物驚觸於眥以生地黃細擣厚付之兼服生地黃散若有瘀以針刺宜用點藥如眼帶斷

睛損。即不可治。(類聚)

撞刺生瞖。

因撞刺生瞖疼痛。或衆風且轉。加痛楚昏暗。不見。宜先服經效散。次服石決明散。(得效)

血灌瞳人。

瞳人為血灌注。痛如錐刺。昏無瞖膜。視物不明。由肝氣閉。血無所歸。而得。宜引血歸肝。宜服通元車前散(得效)又恐生花。再服還睛散。生瞖障。宜地黃汁丸。搗末成膏。帛鋪二寸許卷眼上。久則易之(得效)

眯目飛塵絲。

塵埃入目。粘睛不脫。或被飛絲。所侵或被砂石所。若疼痛隱澁。揩碎不能。宜用瞿麥散(得效)飛絲落眼。眇痛不開。好墨濃磨新筆蘸入目中。閉少時。開看其絲自成塊。着在睛上却以綿輕〻卷下即愈未盡再點目網充絲入眼大麻子一合杵碎井水一碗浸攪却將舌浸水中涎沫自出神效一方茄于苯杵碎如麻子法尤妙目網充絲入目刮取人指甲上細屑以筋頭點津唾蘸爪屑入眼中其絲自聚拔去又取人頭垢點入眼中絲即出目網諸物眯目中筋槌擧如絲着睛上輕挼之出自又以新舊熬箸繳出之又好墨磨汁點眼中立出目網

天行赤目

目忽赤腫晨昏痛澁長幼相似此天行時疾宜服瀉肝散洗以五行湯效得宜服石決散救苦湯以洗眼湯洗之以五黃膏地黃膏貼之

赤眼後生瞖。(欬：心丹)

此證輕則無妨，重則疼痛，而白睛紅花，乃生瞖膜。此由五藏積熱，宜地黃膏貼，次服瀉肝散(欬孖)。暴赤後熱流肺經，輕則朦朧而已，重則生雲膜，如黃膜從下生，而衝黑睛者可治，如赤膜從上生下遮覆黑睛，名曰垂簾膜，難治(門入)，宜服觀音夢授丸。

胎風赤爛。

小兒初生便有此證，至三四錢，雙目紅而弦邊赤爛，時復痒痛，先服消風散(方見頭卷)，以湯泡散洗之，以龍腦膏貼之(欬孖)。

風赤瘡疾。

眼兩瞼似硃砂塗而生瘡，黑睛端然無所染，此因脾藏風熱，久不治則生瞖膜，宜服五退

散、洗湯泡散效浮

衝風淚出

至冬月尤甚、此因肺虛、遇風冷而發、宜白蒺蔾散效浮、衝風淚出、言作冷淚者非也、風衝于內、火發于外、風熱相搏、由是淚出、宜服當歸飲子、詳方未外以貝母大而白臘者一枚、加胡椒七粒、不犯銅鐵、研為末、臥臨時點眼妙、和子眵淚熱而交流、兩瞼赤者、屬肝熱之甚、食後吞當歸龍膽丸、方見大門肝虛客熱、迎風冷淚者歸葵湯、木賊散入門眼出冷淚、虛則四物湯加木賊、防風、甘菊、白芷、實則用蒼朮散、類聚

暴風客熱

眼為暴風熱所攻、白睛起障、覆黑珠、瞼腫痒痛、宜服瀉肝散、清肺散效浮

瞼硬睛痛。
痛如鍼刺。
痒極難任。
瞳人乾缺。
黃膜上衝。

瞼中紅赤而堅硬，眼睛疼痛而淚出，怕日羞明，宜通肝散。若有瞖障，點春雪膏。得效

睛忽然疼痛如鍼刺，雙目根紫，急坐臥不安，此熱毒在心，宜先服洗心散，大方見门。次服還睛散。得效

眼痒極甚，瞳子連眥頭皆痒，不能收瞼，此因胆受風熱得之，宜服驅風一字散。得效

眼睛乾澁，全無淚液，始則疼痛，後來稍定，或白或黑，不見物，此證不可治。得效

黑睛從下生黃膜上衝，疼痛甚至閉澁難開，此脾受風食毒而作，宜服犀角飲。得效 瀉肝散亦可。

赤膜下垂○

眼中有膜自上垂下遮黑睛名垂簾膜望風淚出怕日羞明此客邪上衝用百點膏點之次服通肝散效得

小眥赤脉○

小眥中生赤脉漸漸衝眼急宜早治此三焦積熱宜服犀角飲忌熱毒物及房事效得

小兒通睛○

嬰兒雙目眼睛通者欲觀東邊則見西邊若振掉頭腦則睛方轉此肝受驚宜服牛黄丸入門

小兒胎中生贅○

眼瞼中生贅子初生如麻子大日漸如豆懸垂瞼内此脾經風熱所攻宜服五退散加減效得

小兒青盲○

胎中受風五藏不和嘔吐黃汁兩眼一同視

物不明無治法得效青盲者瞳子黑白分明直

物而不見者也回春

偷鍼○

目眥傷俗謂之偷鍼綱目眼眥生小疱細紅點如瘡

以針刺破即差故名為偷針實解太陽經之結熱

也醫林脾間積熱兼宿食不消則生偷針原皮剉和

砂糖煎水調大黃末一錢服利之即消直指治偷針

生南星生地黃同研成膏貼兩太陽穴腫自消綱目

拔去睫毛即自消俗方

臘茶飲○

治赤脈醫從上而下比屬太陽宜溫散之芽茶

附子白芷各一錢細辛川芎防風羌活荊芥各

半錢右剉作一貼入盞一撮水煎服綱目

夏枯草散。治肝虛目暗睛痛，冷淚不止，怕日羞明。方見上

明目流氣飲。治肝虛肝經不足，風熱上攻，視物昏暗，常見黑花，多淚隱急澁，或生翳障。蒼朮一兩　草決明七錢半　大黄　川芎　細辛　惡實　甘菊　防風　白蒺藜　荊芥穗　蔓荊子　玄參　木賊　黄芩　梔子　甘草各五錢，右為末，每二錢，臨卧冷酒或蜜水調下。門入

神仙退雲丸。一名撥雲退翳丸，治一切翳膜內障，內外障昏，無睛者服之果效，真妙方也。當歸酒洗一兩半　川芎　木賊去節，童便浸焙　蜜蒙花　荊芥穗　地骨皮　白蒺藜　甘菊　羌活各一

兩川椒炒七錢半瓜蔞根枳實蔓荆子薄荷草決明炒甘草炙各五錢蛇蛻黃連各三錢右為末蜜和每一兩作十丸茶清或湯飲化下一丸(正傳)

石決明散

治肝虛眼赤腫痛忽生瞖膜或脾虛瞼內如雞冠蜆肉或蟹睛疼痛或旋螺突起石決明草決明各一兩羌活梔子木賊青葙子赤芍藥各五錢大黃荆芥各二錢半右為末每二錢麦冬湯調下(入門)一名大決明散

撥雲散

治風毒上攻眼目昏暗瞖膜遮睛痒痛多淚柴胡二兩羌活防風甘草各一兩右為末每二錢以薄荷湯或茶清調下或剉取五錢水煎服亦

致 入門

局方蜜蒙花散。治風眼昏暗多淚并暴赤腫蜜蒙花白蒺藜炒羌活木賊甘菊石決明各等分右為末每一錢茶清調下局方

蟬花散。治肝經蘊毒氣上攻眼目赤腫生瞖多淚草龍胆甘菊蜜蒙花蔓荆子荆芥穗川芎蟬殼青箱子草決明梔子防風木賊白蒺藜甘草各等分右為末每二錢茶清或荆芥湯調下入門

洗眼明目湯。治一切風熱眼目腫疼痛當歸尾川芎赤芍藥生地黃黃連黃芩梔子石膏連翹防風荆芥薄荷羌活蔓荆子甘菊白蒺藜草決明桔梗甘草各五分右剉水煎食後回春

散熱飲子。 治眼暴赤腫痛柴胡防風羌活黄芩黄連各等分右剉五錢水煎服（易老）

柴胡湯。 治肝火盛目赤腫痛柴胡赤芍藥川芎當歸青皮草龍胆梔子連翹各一錢甘草五分右剉作一貼水煎食後服（回春）

四物龍胆湯。 治目赤腫痛暴作雲瞖川芎赤芍藥當歸生乾地黄各一錢三分羌活防風各八分草龍胆防己各六分右剉作一貼水煎服（海藏）

羚羊角散。 治兩瞼腫硬如桃李開目不得羚羊角屑防風羌活人參赤茯苓升麻大黄車前玄參黄芩各七分梔子細辛各三分右剉作一貼水

煎服聚類

羚羊角散 治蟹睛疼痛羚羊角屑黄連赤芍药芦根木通旋覆花桑白皮各一錢大黄七分甘草三分右剉作一貼水煎服入竹葉七片水煎食後聚類

地黄散 治混睛生地黄一兩赤芍藥當帰甘草各五錢右剉五錢水煎服得效

二黄散 治努肉攀睛大黄〻芩防風薄荷各一錢二分半右剉蜜少許同煎服得效

定心元 治同上麦门冬一兩石菖蒲枸杞子甘菊花各五錢製遠志二錢半右為末蜜丸梧子大熟水下三十丸得效

速效散

治努肉紅綠紅白瞖障及白珠上有死血紅筋或上瞼胞腫如桃日夜疼痛昏暗黃連黃芩黃柏梔子連翹薄荷荊芥柴胡當歸生地黃地骨皮天花粉蔓荊子甘菊惡實白蒺藜草決明石決明枳殼甘草各五分右剉作一貼水煎食後服醫鑑

爐甘石散

治爛弦風爐甘石不以多少先用童便煆淬七次〻以黃連煎湯煆淬七次又以雀舌茶清煆淬七次三汁合置一處再煆三次放冷研細入腦麝各少許點眼弦神妙劑方綱目又方綠色爐甘石煆淬童尿凡三次出火毒一日夜研細夾黃連末用童尿浸取清汁點眼胞直指

聖草散 治爛弦風虫痒覆盆子葉搗取汁以皂紗蒙眼上將筆蘸葉汁畫兩䏲於紗上然後以汁滴之當有虫出得效 又法取覆盆子軟葉入初男兒乳汁研勻為丸置眥頭上引虫自出直指

清涼散 治水瑕深翳青色蔓荊子荊芥穗苦竹葉甘草各一錢半梔子七分半右剉作一貼入薄荷七葉水煎服得效

車前散 治肝經熱毒逆順生翳血灌瞳人羞明多淚蜜蒙花甘菊白蒺藜羌活草決明車前子黃芩草龍胆甘草各等分右為末每二錢米飲調下得效

消毒飲 治瞼生風粟大黃煨荊芥穗各二錢惡實甘草各一錢右剉水煎服得效 一名加味荊黃湯入门

白薇元

治漏睛膿出白薇五錢防風羌活白蒺藜炒石榴皮各二錢半右為末米粉糊和丸梧子大白湯下三十丸得效

黃芪散

治漏睛膿出黃芪防風子芩大黃煨各一錢地骨皮遠志人參赤苓漏蘆各五分右剉作一貼水煎食後服朝夕類聚

龍胆散

治肝熱烏睛浮腫赤暈昏疼草龍胆梔子仁各二錢防風川芎玄參荊芥茵甘菊楮實子甘草各一錢右為末每二錢食後茶清調下直指

清肺散

治肺熱上攻白睛腫脹日夜疼痛桑白皮片芩甘菊枳殼防風荊芥柴胡升麻赤芍藥當歸尾玄參苦參白蒺藜木賊旋覆花甜葶藶子甘草

各五分右剉作一貼水煎食後服醫鑒

蟬花無比散

治風眼氣昏淚痒瞖或頭風牽引眼小肥製蒼朮童尿浸二宿切晒乾白芍藥各一一兩白蒺藜炒八錢白茯苓四錢石決明製當歸防風羌活各三錢蟬殼甘草各二錢蛇蛻皂角水洗焙判芥細辛各一錢右為末每二錢茶清或米泔調下食後得效

槐子丸

治風邪牽引瞳人令眼偏視槐實二兩覆盆子酸棗仁炒柏子仁車前子蔓荊子茺蔚子鼠粘子炒白蒺藜炒各一兩為末蜜丸酒下三十丸

五退散

治脾受風毒倒睫拳毛刺痛穿山甲炒川烏炮甘草炙各五分或五錢蟬退蚕退蛇退醋煮豬

歸退炒荊芥穗各二錢半右爲末每二錢鹽湯
調下食後（入門）

神效明目湯

治眼棱緊急致倒睫拳毛上下瞼皆赤爛
睛痛流淚隱澁難開甘草二錢葛根一錢
半防風一錢蔓荊子五分細辛二分右剉
作一貼水煎食後服（東垣）

明目細辛湯

治同上羗活麻黃根各一錢半防風一錢
荊芥七分藁本白茯苓當歸梢各五分生
地黃蔓荊子川芎各三分桃仁五箇川椒
四箇細辛紅花各二分右剉作一貼水煎
服（東垣）
食後〻可（得效）

天門冬飲子○

治眼睛不能歸中○名曰轆轤轉開○天門冬、茺蔚子○、知母各一錢，人參、赤茯苓、羌活各七分，五味子、防風各五分。右剉作一貼，水煎，食後服。門入

犀角散○

治隆睛失明○車前子、枸杞子各一兩，槐子、五味子、青葙子、牛蒡子炒、羌活、茺蔚子○、胡黃連各七錢半，犀角屑、羚羊角屑各五錢，兔肝一具微炙。右為末，每二錢，食後以槐子煎湯調下。類聚

地黃散○

治眼被物撞打○腫痛昏暗○生地黃一合取汁，黃連○一兩，黃柏、寒水石各五錢。右三味為末，和地黃○汁成餅，以紙攤貼眼上。非但撞打，風凡熱赤目熱淚出，皆可以用○效方

生地黃膏

治眼被撞打腫痛生地乾地黃川芎羚羊角當歸赤芍藥桔梗木香各一錢右剉作一貼水煎食後服類聚

輕效散

治眼被撞刺生瞖昏痛不見物蚯蚓二錢、地黃當歸赤芍藥川芎各一錢甘草右剉作一貼水煎食後服入門

通血丸

治血灌瞳人刺痛無障瞖川芎當歸防風荊芥各一兩生乾地黃赤芍藥甘草各五錢右爲末蜜丸彈大每一丸以薄荷荊芥湯嚼下食後入門

瞿麥散

治塵砂眯目磣痛瞿麥炒黃色爲末鵞涎調和逐時塗眥頭即開而愈得效

救苦湯。治眼暴赤腫苦痛不可忍蒼朮草龍膽各一錢四分當歸甘草各一錢川芎六分生地黃黃柏黃芩知母各五分羌活升麻柴胡防風藁本黃連各三分桔梗連翹細辛紅花各二分右剉作一貼水煎食後服正傳

五黃膏。治目赤腫痛黃柏一兩黃連黃芩黃丹大黃各五錢右為末每一錢蜜丸水調成膏攤緋絹上隨左右貼太陽穴乾則以溫水潤之御藥

觀音夢授丸。治內障因病赤眼或食鹹物而得者夜明砂當歸蟬退木賊各三兩右為末白羯羊肝四兩煮爛擣如膏和丸梧子大空心熟水下五十丸百日如故得效

白殭蚕散○

治肺虚遇風冷淚出冬月尤甚黄蘗一兩
木賊旋覆花白殭蚕荆芥穗甘草各三錢細
辛五錢右剉七錢水煎食後服或為末取二
錢荆芥湯調下门入

歸葵湯○

治視物昏花流淚隱澁目中溜大惡日與火光
升麻一錢當歸酒芩防風羌活各七分蔓荆子
連翹生地黄當歸人參紅葵花生甘草各五分
柴胡三分右剉作一貼水煎食後溫服○门入

木賊散○

治眼多冷淚木賊木耳燒存性等分為末每二
錢熱米泔調下门入

蒼术散○

治肝藏風熱盛眼出冷淚不止蒼术木賊白蒺
藜防風羌活川芎甘草各等分右為末每二錢

温米泔調下食後 醫鑒

驅風一字散

治眼痒極甚川芎荆芥川烏炮各五錢羗活防風各二錢半右為末每二錢薄荷湯調下食後 得效

犀角飲

治黄膜上衝睛痛澀犀角鎊屑二錢羗活黄芩車前子各一錢白附子麥門冬各五分右剉作一貼水煎食後服 得效

牛黄丸

治小兒通睛犀角屑一錢牛黄一錢金箔銀箔各五斤甘草二錢為末蜜丸菉豆大每七丸薄荷湯呑下 入門

瞖膜

瞖目者風熱重則有之或瘢痘後亦生瞖比肝氣或而發在表也宜發散而去之若反踈利則邪氣

內蓄為翳益深邪氣未定謂之熱翳而浮邪氣已定謂之冰翳而沉邪氣牢而深者謂之陷翳當用焮發之物使其邪氣再動翳膜乃浮佐之以退翳之藥而能自去也病久者不能速效宜以歲月除之綱目凡翳起於肺家受熱輕者朦朧重則生翳雖翳自熱生然治法先退翳而後退熱者謂熱極生翳若先去赤熱則血為之冰而不能去矣直指翳膜輕重祥見內障黑睛有翳皆用知母黃柏宜益本滋腎丸明目地黃丸丹心勞慾過度或涼藥過多以致九竅不利青白翳見大眥乃陽氣衰少也宜補陽湯連柏益陰丸菊睛元經曰益火之源以消陰翳是也東垣新翳所生宜表散羌活退翳湯血虛有熱宜神仙退雲丸若冰翳久不去宜羚羊角散欲焮發陷翳亦

羚羊角散兼服神仙退雲丸目綱因眼病漸生瞖膜宜石決明元蟬花散菊花散地黃散瞖膜通用撥雲退瞖丸正傳羊肝元五秀重明丸退雲散磨光散道人開障散補肝散決明散撥雲湯兼用點藥膚瞖者眼睛上有物如蠅翅者是也烏賊魚骨龍腦各一錢為細末日點三四度妙類聚

益本滋腎丸○治黑睛生瞖膜或陰虛睛大黃柏知母並酒洗炒各等分右為末滴水和丸梧子大空心鹽湯下五七十丸嗽

明目地黃丸○生精補血補腎益肝退瞖膜遏睛除羞澁多淚并暴赤熱眼乾地黃酒洗熟地各四兩半牛膝酒洗白蒺藜炒各三兩知母鹽

水炒黃柏酒洗兎絲子酒製獨活枸杞子各二兩右為末蜜丸梧子大空心鹽湯下百丸

回春

補陽湯

治膀胱肝腎經背過不通於目青白瞖見大眥

柴胡一錢半羌活獨活人參甘草熟地黃白朮黃芪各五分澤瀉陳皮防風白芍藥生地黃白茯苓知母當歸各三分肉桂一分右剉作一貼空心煎服清晨服補陽湯臥臨服連柏益陰丸

東垣

連柏益陰丸

治同上草決明條芩黃連酒炒黃柏知母並鹽酒炒各一兩羌活獨活五味子當歸防風甘草各五錢石決明煅三錢右為末

蜜丸菉豆大茶清下百丸多服補陽湯少服此丸東垣

菊睛丸

治(右)腎及汗腎不足眼見黑花昏暗生青白瞖甘菊四兩枸杞子三兩熟地黃肉蓯蓉各二兩巴戟一兩右為末蜜丸梧子大空心溫酒或鹽湯吞下五七十丸直指即菊睛元

羌活退瞖湯

治太陽寒水瞖膜遮睛不見物羌活一錢半防風一錢荊芥薄荷藁本各七分酒知母五分酒黃柏四分川芎當歸身各三分麻黃生地黃各二分川椒細辛各一分右剉作一貼水煎服食後東垣

神妙劑方得效

羚角散

治水瞖久不去羚羊角屑升麻細辛各二兩甘草一兩右為末一半蜜丸梧子大一半為散每取一錢以米泔水煎以此吞下五十丸保合

决明元

治赤眼病後毒氣上攻目生瞖膜遮障麦冬当归車前子各二兩青葙子防風枳壳各一兩芜蔚子細辛枸杞子降隅生乾地黄石决明黄連各五錢右為末蜜丸梧子大空心以麦门各陽吞下五七十丸效得

蟬花散

治風眼赤昏澁腫痛漸生瞖膜蟬蛻甘菊川芎防風羌活梔子白蒺藜炒草决明炒荊芥穗蔓荊子穀精草密蒙花木賊去節童便浸晒蒼术甘草炙各等分右剉末每二錢茶清調下擸

地黃散〇治心肝壅赴目赤腫痛生赤瞖或白膜遮睛四邊散漫者易治若暴遮黑睛多致失明熟地当归各五錢生乾地黃木通甘草各三錢黃連大黃防風羌活犀角屑蟬壳木賊穀精草玄參白蒺藜各二錢右為末每二錢煎羊肝湯下食後日三亦治小兒瘡疹餘毒入眼生瞖海藏

菊花散〇治肝受風毒眼目赤腫多淚砂痛漸生瞖膜甘菊四兩蟬壳木賊羌活白蒺藜各三兩荊芥甘草各二兩右為末每二錢茶清調下门入

撥雲退瞖丸〇消瞖膜甘菊川椒木賊白蒺藜蜜蒙花蛇退蟬退川芎蔓荊子荊芥穗石燕子煅黃連薄荷瓜蔞根枳實羌活當歸地骨皮甘

草各等分右為末蜜丸彈子大每一丸茶清嚼下(醫林)

正傳羊肝丸。

治瞖障青盲黃連一兩甘菊防風薄荷荊芥羌活當歸川芎各三錢右為末白羊肝一具蒸熟同擣作丸服(正傳)

五秀重明丸。

治瞖膜遮睛隱澁昏花甘菊花蒂頭五百箇荊芥五百穗木賊去節百五節楮實五百枚川椒開口者五百粒右為末蜜丸彈子大每取一丸茶清嚼下(綱目)

退雲丸。

治外障瞖膜寖瞳子當歸生乾地黃穀精草白菊木賊羌活石決明煆大黃酒炒蔓荊子白芷黃柏連翹草龍胆各一錢蟬退七箇右剉作一

貼水煎食遠温服細茶

磨光散

治風眼消翳障白蒺藜炒防風羌活石決明煅甘菊草決明蟬殼蛇退川芎甘草藍水炙各五錢右為末每一錢麥冬湯調下食後指直

道人開障散

治諸障翳蛇退洗焙蟬退黃連各五錢甘草生二錢菉豆皮一兩右為麤末每二錢水煎服食後指直

補肝散

治肝腎虛黑珠上生翳柴胡一錢八分白芍藥一錢三分熟地黃白茯苓甘菊細辛各九分柏子仁防風甘草各五分剉作一貼水煎空心服小入

決明散

治風毒氣上攻兩目腫痛或生翳膜或赤脈努肉溢痒昏花漸成內障石決明草決明黃芩

甘菊 木賊 石膏 赤芍藥 川芎 羌活 蔓荊子 甘草各七分右剉作一貼入生姜五片水煎服得效

撥雲散

治眼生黑白昏隱澁難開無疼痛乃足太陽膀胱為命门相火煎熬逆行作寒水翳羌活防風黄柏各一錢荊芥藁本升麻當歸知母生甘草各七分柴胡五分川芎黄芪葛根細辛生姜各三分右剉作一貼水煎食後服東垣

眼花

眼見黑花乃肝腎俱虛也局方上屬肝虛必頭暈目眩耳聾下虛屬腎虛必眼花睛痛耳鳴門入昏花者傷氣昏暗者傷血之證亦有羞明怕日但內虛者全不敢近陽光門入黑花者腎虛也五色花為腎客邪也青花胆虛紅花大實盛也散杳者瞳人散大

視物昏杳冥也入门陽主散陽虚則眼楞急而為倒睫拳毛陰主斂陰虚不斂則瞳子散大而為目昏眼塽或見元蠅散亂懸蟢虚空皆内障腎虚之證也類聚腎主骨〻之精為瞳子瞳子散大因腎水虚骨枯而心胞絡之火得以乘之也治法宜苦宜酸宜涼大忌辛熱之物除風熱涼血益血以收耗散之氣滋陰地黃丸最妙方見上塽眼花宜服熟地黃丸三花五子丸還睛丸椒目丸駐景丸方見上補腎丸方見上醫鑑還睛丸方見下益本滋腎丸方見上明目壯水丸方見上點服五胆膏效消

熟地黃丸 治腎虚眼是黑花熟地黃石斛兎絲子酒製防風黃芪車前子茺蔚子覆盆子肉蓯蓉酒

浸磁石煅製地膚子各一兩兎肝一具炙乾右為末蜜丸梧子大空心鹽湯酒下五七十丸類象

三花五子丸

治眼見黑花飛蠅或生瞖障蜜蒙花旋覆花甘菊花決明子枸杞子兎絲子酒製鼠粘子地膚子石決明煅甘草各等分右擣為末梧子大食後麦冬湯下五十丸醫林

還睛丸

治眼見五色花細辛五味子各二兩半人參桔梗黃芩熟地黃防風知母茺蔚子車前子各二兩玄參五錢右為末蜜丸梧子大空心茶清下三五十丸門入

椒目丸

治久年眼生黑花昏暗蒼朮二兩椒目炒一兩

右為末，醋糊和丸梧子大，茶清下五十丸，入

五胆膏

治眼昏常見黑花，欲成內障。青羊胆一枚，黃牛胆汁一合，熊胆二錢半，鯉魚胆七錢半，烏鷄胆五枚，牛黃五錢。右為末，先將諸胆相和，次入半黃末，攪勻，銀石器內慢火熬成膏，食後酒調下半錢，仍將少許點眼中。類聚

眼疼

目疼有二，一謂目眥白眼疼，二謂目珠黑眼疼也。目眥白眼疼屬陽，故晝則疼甚，點若寒藥則效。經所謂白眼赤脈發於陽故也。目珠黑眼疼屬陰，故於夜則疼甚，點若寒藥則反劇。經所謂瞳子黑眼法於陰故也。目網一人目珠疼連眉稜額角皆痛，遇夜則甚，點若寒藥則反甚，諸藥不效矣。厥陰少陽則痛自止，半月復作

遂以夏枯草散茶清調下初服疼減大半四五日良愈後試亦驗(綱目)目赤而痛者肝實也(回春)睛疼雖忌當歸防風細辛薄荷等分為末每二錢麦冬湯調下日三(本事)黑睛疼知母黃柏瀉腎火當歸養陰水(丹心)目赤痛脈實大便秘者以瀉清丸(方見五藏)洗肝散(方見五藏)微利之即愈或救苦湯(入門)湯火傷眼腫痛不可用冷藥點之以五行湯溫洗地黃膏付之(方見上入門)日肝勞胆須閉目調護(入門)

夏枯草散

一名補肝散治肝虛目睛疼冷淚不止怕日虛明夏枯草二兩香附子一兩甘草五錢右為末每二錢食後茶清調下夏枯草治黑睛疼至夜甚者最妙蓋黑珠連目系屬厥陰之經此物有補養厥陰血脈之功故其效如神

苦救湯。治眼本事暴赤腫苦痛不可忍方上見

眼昏。五藏精明聚於目、、精全則目明得效夫精明者所以視萬物別白黑審長短以長為短以白為黑如是則精散矣內經足少陰之脉病目䀮䀮無所見靈樞肝虛則目䀮、無所見內經靈樞曰氣脫者目不見難經曰脫陰者目盲夫陰陽合傳而為精明氣血不是則目昏視物不明見黑花者腎氣弱也保命目昧不明熱也然玄府者無物不有人之臟腑皮毛肌肉筋膜骨髓爪牙盡皆有之乃氣出入升降之道路門戶也有閉塞不能為用者悉由熱氣怫鬱玄府閉塞而致氣液血脉榮衛精神不能升降出入故也各隨鬱結微甚而為病之輕重故知熱鬱於目則無所見也或目昏而見黑花者由熱氣甚而發之於目也河間目昏者熱甚也傷寒熱極則目盲不識人目微昏者至近則轉難辨物或如隔簾視或視如蛇翅或見黑花皆目之玄府閉密而榮衛精神不能升降故也入門凡人目暴不見物皆是氣脫用人參膏方見氣門以補之血藥以行之丹心久病病昏暗者腎臟眞陰之玄也回春眼昏宜駐景元加減駐景元方見上並滋陰地黃元方見上加味磁朱丸四物五子元菟荊子丸還睛丸方見下傷寒熱病後目昏生腎宜服石決明散點春雪膏方見下婦人眼昏宜服柳青明目湯得效

加味磁朱丸

治眼昏久服能明目百歲可讀細書磁石煅醋淬七次細末水飛二兩朱砂研水飛一兩沉香五錢右為末神麯末二兩作糊和丸梧子大鹽湯或米飲下三五十丸空心磁石法水入腎朱砂法火入心沉香升降水火擿一名神麯丸一方加夜明砂一兩

四物五子丸

治眼昏當歸川芎熟地白芍枸杞覆盆決明子楮實子茺蔚子兎絲各一兩地膚子車前各等分右作蜜丸空心鹽湯下五七

蔓菁子丸

治眼昏蔓菁子五味子枸杞子地膚子青葙子決明子楮實子茺蔚子兎絲子各一兩右

為末蚕丸空心酒下五七十丸集成

抑青明目湯○

治婦人怒氣傷肝眼目昏暗如霧雲中當歸白芍生乾地黄白朮赤茯苓陳皮半夏草龍胆柴胡黄連梔子牡丹皮白豆蔻甘草各七分右剉作一貼入姜三棗二水煎服醫鑒

老人眼昏○

人年老而目昏者血氣衰而肝葉薄胆汁減而目乃昏矣脈訣童子水在上故視明瞭老人火在上故視昏睡以入老人眼昏宜還睛丸方見通治夜光育神丸明眼地黄丸滋陰地黄丸上方見呂仙翁方勞傷昏暗宜益氣聰明湯消效

夜光育神丸

治老人眼昏。熟地黃、生乾地黃、遠志、牛膝、兎絲子、枸杞子、甘菊、枳殼、地骨皮、當歸各等分，右為末，蜜丸梧子大，空心酒下五七十丸。養老

明目地黃丸

治老人冷淚昏花。熟地黃、生乾地黃各四兩，石斛、甘菊、防風、枳殼各一兩，牛膝七錢半，杏仁五錢，右為末，蜜丸，空心溫酒或鹽湯下五七十丸。得效

呂仙翁方

治老人內障昏暗。熟地、川椒微炒、甘菊各等分，為末，蜜丸，空心鹽湯下五七十丸。昔有老人常供雲水，遇一道人，疑延數月，臨別見老人目昏多淚，因寄此方，服之神效。醫說

益氣聰明湯

治老人勞傷虛損耳鳴眼昏久服無內障昏暗耳鳴耳聾之證又令精神爽快飲食倍增耳目聰明甘草炙一錢二分人參黃芪各一錢升麻葛根各六分蔓荊子三分白芍黃柏酒炒各二分右剉作一貼水煎朝夕服得睡更妙

不能遠視不能近視

能遠視不能近視者陽氣有餘陰氣不足也乃血虛氣盛氣盛者大有餘也能近視不能遠視者陽氣不足陰氣有餘乃氣虛血盛也血盛者陰火有餘也氣虛者元氣衰弱也此老人桑榆之象也東垣曰能遠視責其有火不能近視責其無水法當補腎宜服地芝丸或六味地黃丸方見虛勞加

牡蠣、（海藏）

目能近視，責其有水；不能遠視，責其無火。法當補心，宜定志丸（方見神門），加茯神（海藏）。不能近視，責其無火，法當補腎，宜服地黃丸。不能遠視，臥服定志丸（東垣）。

地芝丸　治能遠視，不能近視。生地黃、天門冬各四兩，枳殼、甘菊各二兩。右為末，蜜丸梧子大，空心茶清下百丸（東垣）。

目不得開合

足太陽之筋為目上綱，足陽明之筋為目下綱，熱則筋縱目不開。目綱眼不得開，羞明怕日，乃風熱牽閉所致，芎、芷、香蘇散（方見寒門）加前胡、連翹、葱白三莖，煎服（得效）。一乳婦因大恐，目張不得瞑，公煮郁李仁酒飲之，使醉則愈。所以然者，目系肝膽，恐則氣結，膽橫不下，惟郁李仁去結，隨酒入膽，結去膽下，則目乃

能瞑矣（入门）上氣不足目為之瞑（靈樞）

眼生糞眵

凡眼有血紅或有紅絲及生糞此是热眼宜服經效散（方見上得效）眵多結硬者肺實也眵稀不結者肺虛也細凡眼疾痛不生糞此元氣傷腎經虛夜間小便二三次耗傷陽氣致生内障或腦脂流下或瞳神開大此皆腎傷黑水散也宜服八味（方見虛勞）或十全大補湯加枸杞子甘菊（方見虛勞得效）

視一物為兩

有人視一物為兩醫作肝氣盛服瀉肝藥不驗予叱靈樞云目之系上屬於腦後出於項中邪中其精ヽ散則視歧故見兩物令服驅風入腦藥得愈宜驅風一字散（方見上）保肝散（本事）昏暗不能遠視看一或二或三屬肝腎虛宜腎氣丸（方見虛勞）地芝丸（方見

上入

保肝散。

治風邪入腦看一成二欲成内障川芎當歸地、骨皮蒼朮白朮桑蒙花羌活天麻薄荷柴胡菓本石膏木賊連翹細辛桔梗防風荊芥甘草各五分梔子白芷各三分右剉水煎服食後細

讀書損目。

内經曰目得血而能視然久視傷血亦能損目目綱久視傷血〻主肝故動書則損肝〻傷則目久生風熱〻氣上騰致目昏不可專服補藥宜服益血鎮肝明目藥自愈宜服地黃丸目綱讀書之苦傷肝損目晉范甯目疾就張湛求方湛戲曰損讀書一減思慮二專内視三簡外觀四宜起晚五宜早眠六凡六物熬以神火下以氣篩蘊於胸中七日然後納諸方寸修

之一年近能數其目睫遠視尺箠之飲長服不已洞見墻壁之外矣雖是嘲戲亦奇方也（本事）古人云讀書之苦傷肝損目誠然其讀書博奕等過度患目者名曰肝勞欲治之非三年閉目不視則不可得差徒自得肝及諸治終是無效（然後）讀書針刺過度而眼痛名曰肝勞但須閉目調攝（門入）

地黃元

經云久視傷血，血主肝，故傷肝而目昏，肝傷則自生風熱，當益血鎮肝而目自明。熟地黃一兩半　黃連　決明子各一兩　防風　甘菊　羌活　桂心　朱砂水飛　沒藥各五錢　右為末，蜜丸梧子大，空心熱水下五七十丸。（效得）

哭泣衰明。黄帝問曰人之哀而涕泣者何氣使然岐伯對曰心者五臟六腑之主也目者宗目之所聚也上液之道也鼻者氣之門户也故悲哀愁憂則心動心動則五臟六腑皆摇〻則宗脉感宗脉感則液道開液道開故涕泣出也液者所以灌精濡空竅者也故上液之道開則泣不止泣不止則液竭液竭則精不灌精不灌則目無所見矣命曰奪精靈樞

眼病當分表裏虛實。眼之為病在腑則為表當除風散邪在臟則為裏當養安神養血保命如暴失明昏澁翳膜眵淚皆表也宜表散以去之如昏暗不欲視物内障見黑花瞳散皆裏也宜養血補水安神以調之門入聖人雖言曰目得血而能視然血亦有太

過不及也太過則目壅塞而發痛不及則目耗竭而失明故年少之人多太過年老之人多不及不可不察也和子眼疾所因不過虛實二者而已虛者眼目昏花腎經真水之微也實者眼目腫痛肝經風熱之甚也實則散其風熱虛則滋其真陰虛實相因則散熱滋陰兼之此內治之法也至於日久熱壅血凝而血為攀睛瘀肉瞖膜赤爛之類不假點洗外治之法則何由而得痊乎心外

眼病易治難治辨

外障易治內障難治暴發者為表易治久病者為裏難治保命真珠瞖狀如碎米者易散梅花瞖狀如梅花叶者難消指直瞳人乾缺痛澀無淚者或白瞖藏在黑水下旬日細視方見者或兩眼相傳疼痛晝輕夜重者或內障五色相間頭痛無

淚日中如坐暗室者或雷頭風热毒氣衝入睛中或微或大昏暗不見者皆不治门入

眼中生火

惟陰陽易病及婦人臨產時有之门入

眼病禁忌

酒色七情最宜痛斷凡眼疾忌雞魚酒麪糯米鹹酸炙油諸般毒物眼乃一身之主不能忌口藥亦無功自陷此身也每日白煮精猪肉淡飯或上薑萝葍萊果皆可啖戒渴

眼病調養

養目力者常瞑生養讀書博奕過度患目名曰勞非三年閉目不可治生資古人治肝勞有養之、法彭眞人患目疾不計晝夜燈目注視閉之少頃依法再行積功而秋毫徐眞人亦患目疾暗室正坐運睛旋還八十一數閉目集神再運不數年而神光自現狀如金輪永除昏暗施眞人歌曰運睛除目睛昏養之法也資生摩手心熨兩眼每二七遍使人眼目自無瞖明目去風無出於此養性常以手按兩眉後小空中三九過又以手心及指摩兩目下顴上以手提耳四十過摩令微熱輒以手逆乘額三九過從眉中上行入髮際以口嘘唾無數如此常行目即清明一年可夜讀書養性五色皆損目惟皂糊屏風可養目力延壽

目視五證

病人目眞視者死扁鵲瞳子高者太陽不足戴眼者太陽已絕此決死生之要不可不察也內經太陽之脈其終也戴眼又曰足太陽氣絕者死必戴眼內經目內陷者死太陽之脈起於目內眥目內陷者太

陽絕也故死（內經）眼胞忽陷定知亡（脉訣）戴眼者目直視不能轉動也（細目）臟腑精華皆上注於目，目直視者反目倒竄眼睛上騰乃死證也（入門）足少陽終者百節皆縱目睘絕系（註曰）目系絕故目不轉而直視睘謂直視如驚貌睘音瓊（內經）直視者視物而目睛不轉動者是也若目睛動者非直視也傷寒直視者邪氣壅盛臟腑之氣不上榮於目則為之直視多難治衄家不可發汗發汗則目直視不能瞬不能眠猶未甚也速狂言反目直與直視搖頭皆臟腑氣奪絕也即死（細目）

點眼藥 凡點洗之法若暴赤腫血瘀氣滞者一時連點三五次如氣血稍度者宜服藥以塞其源藥水洗之生有雲膜方可用點藥若無瞖膜但可洗之忌過

用涼藥及冷水洗滌至如鍼刀火烙古人忌用如金箆刮撥另是一家傳受不可妄施只點藥有磨翳膏春雪膏百點膏還睛紫金丹點翳膏三光膏龍腦膏蕤仁膏明鏡膏二百味花草膏五胆青楓膏石決明散龍腦散點爛弦風藥點漏睛膿出藥點蟹眼疼痛藥點撞打傷眼藥點眼生肉翳藥

磨翳膏○消翳膜蕤仁口含去皮殼一兩片腦三錢空青二錢、右合於乳鉢內研極細盛盒內旋取少許點眼中效 得效

春雪膏○治眼赤腫痛淚出皆爛蕤仁去殼皮研壓去油二兩龍腦二錢半生蜜六錢右研勻以銅筋蘸少許點之治爛弦風赤、久連眶赤爛者最效局方

春雪膏〇治眼目赤腫生瞖障鵬砂三錢龍腦一錢朴硝五錢右合研極細每用少許點目中津液沾入眼中閉霎時方開眼淚出效得效

還睛紫金丹〇治爛弦風白瞖二兩爐甘石一兩火煅十次淬水中浸半日黃丹水飛六錢烏賊骨一錢硼砂細研水飛入磁器中重湯煮令白乾麝香各五分白丁香二分半輕粉一分右將蜜於砂石器內慢火熬去沫下甘石末次下黃丹以柳枝攪次下餘藥以粘手為度作丸如芡實大每一丸溫水化開常點之坦眾

百點膏

治瞖膜黄連二錢剉水一碗煎至半入防風八分當歸身甘草各六分蕤仁泥三分右剉同熬滴水中不散絞去滓入煉蜜少許再熬少時令靜心點之日五七次臨卧點尤疾效有人病瞖六年以至瞳人覆雲氣之狀用此藥而得效速

點瞖膏

治瞖膜朱砂水飛二錢鵬砂一錢半蕤仁二十一粒為泥真珠煅石膏各半錢熊胆二分半麝香一分右為細末用好蜜研和於銚内蒸得粘磁器收貯用秦皮煎湯調少許以銅筯蘸點瞖頭淚出為效直指

三光膏

治犯上傷眼朱砂雄黄鵬砂各等分右細末乳汁調塗盛椀内覆地上以藥燒烟熏之至黄色

為度常梳收貯用時以香油少許調勻點眼角醫鑒

龍腦膏

治小兒胎風赤爛龍腦一錢蕤仁泥二錢半杏仁七箇為泥右入人乳研為膏點之醫林

蕤仁膏

去醫障如神蕤仁泥一兩朋砂一錢二分用龍腦五分熊胆三錢右為末入生蜜四兩調勻盛磁器取少許點之入門

明鏡膏

治眼目昏花努肉雲翳腫痛神效黃丹水飛一兩官粉乳香硼砂各五分硼砂銅綠各三分沒藥二分右為末煉蜜入水些少調藥令勻燒艾叶熏之以香油少許調勻點眼此神方也得效醫鑒

二百味花草膏 治火眼及爛弦風痒痛淚流鶏羊胆一枚以蜜滿灌入朱砂末少許掛起陰乾毎取一粒水和點眼以蚕採百花羊食百草故為名也入門

五胆膏 治眼昏常見黑花欲成内障 方見上

楓膏 治爛弦赤腫淚流楓叶多取濃煎汁去滓熬成膏取以點眼又楓叶細切和燒酒蒸絞取汁點眼亦效 俗方

石決明散 治眼生丁瞖根脚極厚久不差石決明眞珠琥珀各七錢半烏賊骨五錢龍腦一錢右為末極細以銅筯頭取大豆許點眼日三 類聚

龍腦散 治在。醫龍腦一錢朴硝五錢右研如粉以銅筋點眼中眼類

點烟弦風藥 薄荷荆芥細辛為末以火燒之椀塗蜜少許於內覆烟上取煤點眼奇效门入

點漏睛膿出藥 雄黃石決明馬牙硝各一兩青鹽五錢蜜三合青羊胆三箇右為末極細浸蜜胆汁中兩伏時盛磁礶日點三四次眼類

點蟹目疼痛藥 獖猪胆如棗大杏仁七箇為泥朴硝一錢眼類龍腦二錢右末取少許點之得效

點撞打傷眼藥 羊胆二箇雞胆三箇鯉魚胆二個右摘破合匀頻點之眼類

點眼生肉瞖藥 治目中生息肉瞖滿目閉瞳于及生珠管貝齒七箇燒為末真珠等分右細研如粉點瞖肉上五度差釬

洗眼藥 洗眼宜湯泡散洗眼湯驅風散廣大重明湯五行湯秦皮散

湯泡散 治風毒赤眼腫痛花瞖多淚黃連赤芍藥當歸各一錢右剉水煎乘熱熏洗冷則再溫洗頻最臘雪水煎之尤妙凡眼目之病皆以血脈凝滯使然故行血藥合黃連治之血得熱即行故乘熱洗之神效搨一方當歸赤芍黃連防風杏仁各五錢薄荷三錢銅綠二錢右剉取三錢水煎沸乘熱先熏後洗冷則再溫洗之亦名湯泡散

洗眼湯

治暴赤眼赤芍藥防風各五分黄柏黄連各一錢杏仁四箇右剉水半鍾入人乳少許蒸黒澄清乘温點洗日四五次心冊

驅風散

治爛弦風浮瞖努肉攀睛流痒眵淚草龍胆防風各五錢銅錄三錢五倍子二錢竹叶一握右為麄末每一錢𣹢湯二合泡清洗即效效得

廣大重明湯

治兩瞼赤爛腫痛流痒生瘡隱澀難開草龍胆甘草䊀不防風細辛各一錢右剉水一大椀半先煎龍胆草至一半乃入三味煎至小半椀去渣带𣹢洗一日五七次坦来

五行湯

洗暴赤眼及時行眼疾腫痛黄柏一味為末以濕紙色裹黄泥固齊火煨候乾取出每用一彈

于大綿色浸一盞水内飯上蒸熟乘熱温洗極妙此方有金木水火土製過故名為五行湯入

秦皮散

治兩目赤腫疼痛流淚生青白瞖秦皮黃連滑石各一錢右麁末煎湯温洗日三次方局

通治眼病藥

脾家受熱則眼胞赤腫神勞則眼睛痛心熱則血灌瞳人傷風淚出虛煩則眼昏勞力則皆赤其生瘡乃風熱侵肺黃乃酒傷於脾最宜活變入肝先腎治目昏見花如羊肝丸用羊肝引黃連等藥入肝解肝中諸瞖肝瞖解則目之主府通利而明矣故黃連之類解熱瞖也椒目之類解溫瞖也羌蔚子之類解氣瞖也芎歸之類解血瞖也木賊之類解積瞖也羌活之類解經瞖也磁石之類解頭目瞖墜邪氣使下行

也蔓菁子下氣通中理亦同也凡氣欝血欝則目昏何
間之言信不誣矣目翳內外障諸證通治宜還睛丸神仙
退雲丸上方見撥雲退翳還睛丸上方見固本還睛丸大明
後光丸石膏羌活散速效散上方見石決明散上方見加減
撥雲散通聖散加減法凡補腎治眼之藥必須於五更
初腎氣開未言語前服之乃效指迷

還睛丸

治遠近一切目疾內外障翳膜攀睛努肉爛弦
風眼及年老虛弱目昏多淚迎風冷淚觀物昏
花久成內障此藥最能降火升水可宜久服夜
能讀書細字天門冬麥門冬生乾地黃熟地黃
各三兩知母酒炒二兩人參地骨皮茯苓酒浸
牛膝杜仲酒炒石斛杏仁各一兩五錢當歸酒

洗白蒺藜白茯苓山藥蒸菟絲子酒製黃柏酒酒炒枳壳甘菊酒洗青箱子草決明羚羊角屑各一兩五錢防風犀角各八錢川芎五味子黃連炙甘草各七錢右為末蜜丸空心鹽湯下百丸醫鑑

固本還睛丸

治一切目疾内外瞖膜遮睛風眼爛弦及老弱人目眵多糊迎風冷淚視物昏花等證天門冬酒浸擣如泥麦冬生乾地黃酒浸熟地黃各三兩人參白茯苓山藥枸杞子各一兩半牛膝酒洗石斛酒洗草決明微炒杏仁甘菊菟絲子酒製枳壳各一兩羚羊角屑犀角屑防風青箱子各八錢五

味子甘草黃連白蒺藜川芎各七錢右為末蜜丸空心益陽下五七十丸正傳

大明復光散

治一切眼疾內外障翳當歸尾酒洗生乾地黃酒浸黃柏酒炒黃連酒炒黃芩酒炒柴胡白茯苓枳殼羌活防風荊芥石膏甘菊蟬退車前子炒蜜蒙花白蒺藜炒木賊青箱子炒石決明煅羚羊角屑甘草各五分右剉作一貼水煎服食後溫服醫鑑

石膏羌活散

治遠近內外翳障風熱昏暗爛弦赤眼倒睫拳毛一切目疾石膏清醫隆疼羌活腦熱頭痛黃芩洗心退熱藁本頭風頭疼蜜蒙花羞明怕日木賊退障翳白芷清利頭目蔓荊子起倒睫細辛疎風麻仁起拳毛

加減撥雲散

川芎治頭風蒼术開鬱行氣甘菊明目去翳荆芥目中生瘡甘草解毒各等分右為末每二錢蜜湯調下或第二洗泔水調下入門

治諸般眼病羌活二兩二錢半甘菊一兩九錢木賊白蒺藜各一兩一錢半防風柴胡蒼术枳殻川芎甘草各一兩一錢荆芥薄荷各一兩蟬殻七錢半石决明煅紫蜜蒙花各四錢右為末每二錢薄荷湯調下食後醫林

通聖散加減法

治眼目赤腫風热爛弦內外障瞖羞明怕日倒睫拳毛出淚兩瞼赤爛紅筋疼血等證通聖散方見風門去硝黄加甘菊細

辛羌活獨活白蒺藜木賊蔓荊子草決明玄參蟬退翻

單方

凡五十種有白龍散立消散鹽木散

馬牙硝

去眼赤腫生瞖障澁淚痛為末點眼良本草白龍散明目退瞖馬牙硝厚紙裹在懷內着肉養一百二十日取研如粉入龍腦少許取兩米許點目中治眼昏生瞖瞳人不破者並瞖得本草

空青

空青法木故色青而入肝主青肓明目去瞖膜瞳人破者再得見物其虎入磨瞖膏神效本草

鹽

煎湯泡温洗眼去昏赤蓋鹽能散血故也直指立消散治浮瞖粟昏霧膜遮睛雪白鹽研極細以燈草蘸鹽

輕〻點瞖上屢效（指南）早起以鹽湯漱齒吐以洗眼能

青鹽 最明目固齒（本草）明目並湯洗眼良（本草）目澁以鹽精揩目而俞鹽精尚爾況青鹽乎煎湯洗入藥服並良（資生）

白礬 治目瞖及努肉取明礬黍米大納眼中淚出拭之日久自消（本草）

銅青 即銅綠也明目去膚赤息肉又治爛弦風白礬煅一兩銅綠三錢同研細每取半錢以熱湯一合泡澄溫洗眼初必澁但閉目坐待澁止自然眼開有效一日洗四五次（得效）

升華水 洗目赤去膚瞖眼睛無故腫脹突出一二寸以井華水灌漬眼中頻為之睛自入新汲水亦可

仍以麥冬湯桑白皮桃子仁水煎服单本

鵬砂。

治努肉瘀突鵬砂一錢龍腦半分為末以燈心草蘸點肉上日三次

爐甘石。

治風眼淚流不止爐甘石烏賊骨等分入龍腦少許為細末點眼中其淚即止次

石菖蒲

治充綠入目眼腫痛以菖蒲搥碎如入左目塞右鼻中入右目則塞左鼻中即效效得如神

单本去

甘菊

瞖膜明目養血治内障上風淚末服煎服逆產

蒼术

治内外障蒼术四兩剉青鹽一兩同炒黃去鹽术眼二兩童便製同為末每一錢溫米泔調下日二三最驗名鹽术散搥治雀目蒼术末三錢豬肝二

兩批開摻藥麻線縛定粟米一合水一椀煮熟取
以熏眼後喫之大效細目

草龍胆 治兩目赤腫睛脹生瞖膜瘀肉高起痛不可忍
眼病必用之藥丸服煎服皆宜湯液
明目得草決明鯉魚胆青羊肝共療目痛本草

細辛 明目主青盲瞖赤氣目痛眥爛淚出煎服末服

黃連 並雀黃連浸乳汁點眼治目中百疾眥傷淚出黃
連煎汁漬綿頻拭眼妙本草

決明子 主青盲及目中浮瞖膚雲赤白膜腫痛淚出除
肝家熱每朝取一匙挼令淨空心吞之百日夜
見物久年失明決明子二升擣末每二錢食後

米飲調下妙決明叶作菜常食最明目本草治雀目決明子一兩地膚子五錢為末粥丸服之蓋

青箱子

千金治肝藏熱毒衝眼生赤障瞖青盲及腫又治內障炒為末每一錢米飲調下本草

木賊 節益

肝胆明目治目疾退瞖膜童便浸一宿晒乾去為末點服或煎服並崖本草

夏枯草 方

治目睛痛至夜則甚夏枯草五錢香附子一兩為末每一錢茶清調下本草此草三四月開花遇夏至陰生則枯稟純陽之氣有補養厥陰血脉之功故治黑睛疼如神者以治陽陰之故目網小兒睛痛用之亦自得效

槐實 明目去昏暗十月上巳日採槐角納缸中漬牛胆汁封口經百日取出初服一枚空心吞下再服二枚三日三枚十日服十枚還從一枚始久服良本草

楮實子 治肝虛生瞖亦治氣瞖細點又治攀睛瞖膜研為細末蜜湯調下一錢食後直指

黃柏 治目熱赤痛多淚洗肝明目煎湯洗眼甚效本草柏皮拌乳汁煨絞取汁點眼痛甚妙綱目

桑枝煎湯 治青盲令視物如鷹鶻正月八日二月八日三月六日四月六日五月五日六月二日七月七日八月二十五日九月十二日十月十二日十一月二十六日十二月晦日每遇上件神日用桑枝柴灰一合以沸水沃之磁器

中令澄清稍溫洗之如冷再溫洗神效本草綱目迎風冷淚冬桑不凋叶銅器煎湯溫洗眼

竹瀝

治目赤皆痛不得開或生瞖障竹瀝浸黃連一宿取汁點眼本草

秦皮

主目中青瞖白膜去兩目赤腫痛淚不止秦皮一升水煎澄清冷洗極效益睛明目赤眼及睛上瘡或生瞖常秦皮一兩水一升浸之看碧色出以綿纏子仰卧點眼中微痛不妨良久瀝去熱汁更點新者每日十度不過兩日差本草

五倍子

治風毒上攻眼腫痒痛兩瞼赤爛浮瞖瘀肉侵睛五倍子一兩蔓荊子一兩半為末每二錢水二盞銅石器煎至一盞澄乳淋洗日二三大能

明目去澁痒本草

石决明 主青盲障瞖取壳水漬洗眼明目火煆研水飛點眼磨去瞖膜肉則鰻魚咬之明目本草

鯉魚胆 主目熱赤痛青盲瞖障點眼最良雀目胆及腦點之燥痛即明本草

蠐螬 主目中浮膚青瞖白膜又去瞖障瘀青盲取汁滴目中又焙乾作末服盛彥母食之眼復明雖是孝感亦物性宜然稲麦芒入眼不出以新布覆目上取蠐螬從布上摩之其芒出着布上良本草

田螺汁 主肝熱目赤腫痛大田螺水養去泥擘去掩入黄連末一錢麝香少許在内仰置地上露一宿次日以鷄羽蘸螺中汁刷病眼上即差綱目

烏賊骨 主目中浮瞖及赤白瞖研水充和蜜點之入少許龍膽尤佳本草

夜明砂 即蝙蝠屎也治內外障明目去昏花淘洗焙為末或凡服或散服良本草

蜣螂 沙塵入眼不可出取蜣螂一枚手持其背於眼上影之沙塵自出本草

梨汁 卒患赤眼生努肉好梨一箇擣絞汁黃連三枝剉綿裹浸之候色黃色取以點目中綱目

大麥汁 麥芒入目不出煮大麥取汁洗之即出本草

蔓菁子 主青盲能明目洞視但瞳子不壞者十得九愈取子六升蒸之以釜中熱湯淋之曝乾又淋如

是三遍乃擣為末食後酒服二錢日再蔓菁子
三升醋三升煮熟日乾擣末井華水服二一錢
日三次服盡夜能視物本草

薺菜子

一名薪蓂子主青盲不見物明目去瞖障擣為
末散服丸服皆佳根療目疼作羹常食作菹亦
佳暴赤眼痛砂取薺菜根汁點目中差本草

首生男子乳

療目赤痛多淚點之佳乳汁治目之功多
何也人心生血肝藏血肝受血則能視蓋
水入於經其血乃成又曰上為乳汁下為
月水故知乳汁則血也用以點目豈不宜
哉本草

人尿

主明目去赤腫昏瞖童子尿服之洗之佳本草余平

生有赤眼之患用之如神凡眼目赤澁自己小便張目尿出用一指接抹眼中三、四次便畢閉目少頃即效此眞氣逼去邪熱也 綱目

蟬殼 本草

去目昏障瞖去翅足末服煎服皆佳

蛇蛻

主明目去障瞖醋浸炙乾末服丸服並佳蛇蛻時從口翻出眼睛亦退去瞖膜取此意也 本草

烏雄雞胆汁 本草

療眼目昏暗臥時常點之妙

雄雀屎

主目中生努肉赤紅貫瞳子及膚瞖赤白膜取取屎和首生男乳點之即消神效 本草 去白膜雄雀屎龍腦各少許乳汁研勻點之 類聚 小兒雀目

取雀頭血頻點之本草

熊胆治目疾赤爛生瞖多淚取眞熊胆水研常點之效

牛肝、資生明目作膾食之煮食亦可小兒雀目生食之烏牛胆明目可點之本草

青羊肝○主青盲能明目去昏暗殺羊肝一具薄切鋪瓦上焙乾草決明半升蓼子一合並炒香同擣為末蜜漿下一錢食後日三加至二錢不過二劑目極明夜見細字本草目赤膶痛羊肝薄切以五味和食之神效本草熱病後失明羊肝薄切付貼眼上只生食尤妙本草青羊胆主青盲明目點眼中去赤障白膜風淚效熱病後失明羊胆汁點

之妙眼目諸疾羊胆一枚入藥一錢綿扎封口鍋內煮熟候冷點眼效效得目疾青羊肝最佳黑羊白次之心肝

犬胆

明目去眼中膿水六月上伏日採胆以酒調服眼痒赤澁取胆汁點之本草

猪肝

明目又治肝熱目赤磣痛猪肝一具薄切以五味醬醋食之本草雀目猪肝米泔煮熟熏病眼肉食之本草療青盲猪胆一枚微火煎之丸如黍米納眼中良本草治外障瞖猪胆一枚銀石器煎成膏入龍腦少許點眼中仍取猪胆白皮曝乾撚作蠅釵股大燒一頭作灰冷點瞖上三五度差效得

青羊胆主青盲亦妙

兔肝明目治昏暗和草決明作丸服之亦毒上衝眼昏取肝生食之如服羊肝法眼昏眼疼取生肝絞汁入人乳相和點目中良鞞

獺胆主眼生障瞖黑花飛蠅上下視物不明取汁點目中亦入點眼藥中用良鞞

鍼灸法眼睛痛取風府風池通里合谷申脉照海大敦瀉陰至陰目網目赤腫瞖羞明隱澁取上星百會攢竹絲竹空睛明瞳子髎太陽合谷又以草茎刺鼻孔出血數升即愈治眼暴赤腫痛取神庭上星顖會前頂百會出即愈又取光明地五會目網諸障瞖取睛明四白太陽百會商陽屬兌光明各出血合谷三里命门肝俞光明各灸之目網內障取足厥陰足少陰陽蹻目網去瞖法

以鵞翎切之近黑睛及膚白睛𦚟之膜自聚上以鍼鈎挽之割去即明見物以綿着眼斷血三日差針努肉攀睛取睛明風池期门太陽出血綱目爛弦風取大骨空灸九壯以口吹火滅小骨空灸七壯亦吹火滅又以三稜針刺眶外出血即愈綱目迎風淚流眵朧黑花取大空骨小骨空灸之吹火滅又取臨泣合谷綱目青盲灸巨髎又取肝俞命门商陽得效目昏暗灸三里針承泣又取肝俞瞳子髎綱目在目取神庭上星前項百會睛明出血即愈又取肝俞照海綱目暴盲不見物針攢竹及項前五穴又刺鼻中出血立明子和眼腫痛睛欲出須八關大刺手十指間出血即愈易考眼戴上不能視灸脊第二顀[illegible]五顴骨上各七壯一齊下火立愈寶鑑

外形篇卷[illegible]

百点膏

治一切目疾甤仁去油二錢甘草防風各六錢黃連五錢以三味熬取濃汁次下甤仁膏日点取下翳膜

撥雲膏

甤仁去油五分青鹽二分猪根于五錢共搗二千下如泥鑵收点之又方甤仁一兩去油入白蓬砂一錢麝香二分研匀收之去翳妙不可言

飛血眼

甤仁一兩去皮細辛五錢苦竹叶三握洗水二升煎至一升濾汁頻温洗之

秦皮

苦微寒無毒風寒濕痺洗洗寒氣除熱目中青翳白膜久服頭不白輕身療男子少精婦人帶下小兒癇身熱可作洗目湯久服皮膚光澤肥大有子明目去目中久熱兩目赤腫疼痛風泪不止作

湯浴小兒身水澄清洗赤目極效洗服益精明目

眼赤生翳

秦皮一兩水一升半煑七合澄清日〻温洗
一方加滑石黃連等分

目中生翳

蜜蒙花黃蘗根各一兩為末水丸至十五丸
效　又方枸杞子搗汁日点三五次神效

赤眼爛

近效方用蕤仁四十九箇去皮胡粉煆如金色
一鸡子大研勻入酥一杏仁許龍腦三豆許研
勻油紙裹收每以麻于許塗大小眥上頻用取
效

荅菜

味甘冷無毒点眼去翳荅絲菜根勻搗爛即叶如
馬蹄開黃花者川楝子十五箇膽礬七分石決明
五錢皂莢一兩海螵蛸二錢各末同菜根以水一

珊瑚 鍾煎々宿去障一日点數次七日見效也眼去死緣小兒秩翳目翳辛寒無毒

石胡荽 又名天明荽又名鵞不食草味辛寒無毒利九竅去目翳塞鼻中翳膜自落

青萍 ○治努肉攀睛青萍少許研爛入片腦少貼眼上效

眼生花翳 濕痛難開景天搗汁日点三四次

大豆豉 燒豉二七枚研末吹之治傷寒目翳 本草

消石　味苦寒無毒治眼目赤障翳男女内外障翳或三五箇月不見效者後明好焰消一兩銅器鎔化入元過黄丹二分片腦二分銅器匙急抄入罐内收之每点少許其效如神　又方頭痛欲死消石為末吹鼻中即愈

病後青盲　日近者可治仙靈脾一兩淡豆豉一伯粒水煎服

青盲内障　但瞳子不壞者十得九愈用蔓菁子六升蒸之氣遍合甑取下以釜中熱湯淋之乃曬乾乾還淋如是三遍即收杵為末食上清酒服方七日再服

白龍散 退翳明目用馬牙硝光净者厚紙裹實安在懐内看肉養一伯二十粒研粉入少龍腦不計年歲深遠眼生翳膜遠視不明但瞳人不破散者並宜日点之

馬牙硝 氣味甘大寒無毒除五藏積熱伏氣末篩点眼赤去翳退障澁淚痛之入点眼藥中用

緑塩 又名石緑味鹹苦辛平無毒治目赤淚出膚翳眵暗点目明目消翳療小兒無辜疳氣又名光明塩

眼目朧之不明 空青少許漬露一宿点之黑翳覆瞳空清礬石燒各四兩貝子四枚研細目点

膚翳昏暗空青二錢蕤仁去皮一兩片腦三錢細研日点之效

越砥　又名磨刀石，又名羊肝石。味甘，無毒。治目肓心痛，除热瘀，磨汁点目，除障翳，烧赤投酒飲，破血瘕痛

切

食盐　甘鹹，無毒。目中浮翳遮睛，白盐生研少許(頻)点，屡効。小兒亦宜。小兒月翳或未或去，漸大浸睛，雪白盐少許，燈心蘸点，日三次，不痛不礙，屡用有効。

浮石　鹹平，無毒。上熱，去月翳，清金降火。

巴豆　治月經不通，巴豆去油如綠豆大三丸，以烏金石末一錢調陽送下，即通。

玻瓈　辛平寒，無毒。驚悸心熱，能安，明目，去赤障眼赤腫，摩翳障。此西國寶也。

瑪瑙

寶石

瞖子草味溫微毒子主治目翳及塵物入目以三五顆安目中少頃當濕脹與物俱出

覆盆子甘平無毒根治痘後目翳取根洗擣澄粉日乾蜜和少許點於翳丁上日三次自散百日內治之久即不散

拳毛倒睫因風入脾經致使風癢不住手擦目久赤爛拳毛入內將木鱉子仁搥爛以綿帛包條左患塞右鼻右患塞左鼻其毛分上下次服焊

撹藥爲妙

漢防己 味辛平無毒泄膀胱之大邪

龍腦香 性微寒味辛無毒主內外障明目鎮心去翳心腹邪氣風濕積聚

古文錢 即青銅子性平明目去翳障療風赤眼

薺菜 性溫味甘無毒補五藏不足去風毒邪氣療青盲目痛不見物明目去障翳解熱毒久食視物鮮明 一名菥蓂子

一切眼翳 栢木三月收老木嫩葉晒乾爲末入麝香少許每以黍米人背內其翳自落神效

石青

味辛微寒無毒。雀目夜暗，百治不效，石青一分無服猪肝一斤，薄批，掺藥在上，煙室沙鍋炙熟，切食。三一日三服明目方

眼昏內障滋朱丸 治神水寬大漸散，昏如露霧中行，漸觀空花，物成二體，久則光不收，及內障神水淡綠色白色者。真磁石火煅醋淬七次，二兩 硃砂一兩，生用 神麴二兩 為末，更以神物末一兩，麥糊加蜜丸，每服二十丸，空心飯湯下。及俯視不見效，此見效也。

又方　治半邊頭痛效方

香白芷　半夏　羊

川烏　天南星

右爲細末每服一錢　調好人加甘草

補腦丹耑治正頭風症驗方

辛夷半 細辛子 蔓荊子半 淨藁本五 真白芷半

川芎丹 當归半 白甘菊半 青防風五 荊芥穗母

共研細為末黄酒調劑 匕

附方 治傷形痛之妙藥

羌活 獨活 川芎 白芷

藁本 防風 黄芩 細辛

共八味水煎食後熱服